专家说病说保健丛书

丛书主编 高国顺

妇产科专家

说病说保健

郭述真 主编

科学出版社

北京

内 容 简 介

　　本书由妇产科专家撰写,内容涵盖妇科、产科、母婴传播、不孕不育、计划生育、新生儿疾病等方面百余种常见妇产科疾患的诊治方法和保健处方。"专家说病"简洁明快,浅显易懂,读起来省时、省力;"专家说保健"不同于医学教科书和药物处方手册,也不是常用的"偏方"和"验方",而是从饮食、起居、休息、运动、着装诸方面,从"生理—心理—社会"医学模式的大视角,鼓励病人自己动手营造健康。

　　本书学、用都很方便,可供关注健康的百姓阅读,也可供妇产科医师作为案头参考。

图书在版编目(CIP)数据

妇产科专家说病说保健/郭述真主编.—北京:科学出版社,2012.5
(专家说病说保健丛书/高国顺主编)
ISBN 978-7-03-034138-9

Ⅰ.①妇… Ⅱ.①郭… Ⅲ.①妇产科病-诊疗 Ⅳ.①R71

中国版本图书馆 CIP 数据核字 (2012) 第 079254 号

责任编辑:牛　玲　孙　青/责任校对:刘亚琦
责任印制:赵德静/封面设计:楠竹文化

科 学 出 版 社 出版
北京东黄城根北街16号
邮政编码:100717
http://www.sciencep.com
中国科学院印刷厂 印刷
科学出版社发行　各地新华书店经销

*

2012 年 6 月第　一　版　开本:B5 (720×1000)
2013 年 7 月第二次印刷　印张:14 3/4
字数:180 000
定价:28.00元
(如有印装质量问题,我社负责调换)

《妇产科专家说病说保健》
编写人员名单

主　　编：郭述真

撰　稿　人：郭述真　　李翘竹　　李　莉　　赵　烨
　　　　　　郝秋芳　　丁　琰　　潘　德　　陈友葵
　　　　　　成要平　　张仙鹤　　董张兰　　李美蓉
　　　　　　王英华　　史小荣　　徐计秀　　吴素慧
　　　　　　杨宪增　　张延丽　　杨海澜　　田秀珠
　　　　　　张三元　　郑梅玲　　程　莉　　土增荣
　　　　　　王翠玲　　李凤艳　　翟瑞芳　　祁　澜
　　　　　　高艳萍　　王妍婷　　董美娥　　杨晋英

企盼健康长寿是人类亘古不变的追求。社会的发展、科学的进步，尤其是医学科学的飞速发展和生命奥秘的不断破译，使这一追求已经成为现实，国人的人均期望寿命较新中国成立前翻了一番还要多。但人类如何能够生存得更长久、更健康、更优质、更富有活力依旧不是一件容易的事，需要全社会共同关注、共同努力，才有可能实现"人人享有健康保健"这一宏伟目标。

我们提倡人人都要力争做一名具有"健康素养的人"，也可以理解为具有高"健商"的人。其一是必须具备健康意识，要学会自觉、主动地珍爱生命、呵护健康；其二是要认真、经常地学习和摄取有关防病治病、养生保健、营造健康的科学知识；其三是要学会并掌握适合自身特点的养生、健身的方法和技能，培养持之以恒的韧性和毅力；其四，一旦生病，要有"既来之，则安之"的心态和顽强地与疾病作斗争的信心和勇气。只有做到这四个方面，才有可能成为一名具有"健康素养的人"。具有健康素养的人应注意培养良好的道德、习惯和行为，做到心理平衡、适应社会、合理膳食、戒烟限酒、适宜锻炼、劳逸结合、控制体重等，才有可能达到真正意义上的健康。

时下，一些唯利是图、见利忘义之辈抓住人们企望健康长寿的心理，纷纷粉墨登场，他们打着"专家"、"大师"、"医药世家"、"祖传秘籍"、"宫廷御用"等诱人的幌子，制作虚假广告、拉拢名人作秀、雇用医托造势，给不少人造成很大的经济损失，对人们的健康造成损害。

面对这种局面，许多有良知、有爱心、有社会责任感、有科学积淀的医学专家、学者以及关注民生、维护民利的各种媒体纷纷挺身而出，弘扬学术正气，净化医学领域，以严肃认真、科学严谨的态度为广大群众提供通俗易懂的医学知识和保健知识，促进和保障了广大人民群众的身心健康。

"专家说病说保健"丛书的作者们是山西医科大学第一临床医学院、第一医院的资深学者、名医专家、博士和硕士，他们掌握医学前沿动态，具有浑厚的学术底蕴、丰富的临床实践经验、殷实的医学技能，不论是说病还是说保健，都具有科学性、可靠性、可读性和实用性。该丛书深入浅出，通俗易懂。相信"专家说病说保健"丛书的出版，一定会对广大群众身心健康有所裨益。

山西省卫生厅厅长

2011 年 6 月

前　言

　　经过众多妇产科专家的共同努力,《妇产科专家说病说保健》一书和大家见面了。

　　全书由 30 余名妇产科专家、医学博士与硕士撰写,囊括了妇科、产科、母婴传播、性传播、计划生育、不孕不育、新生儿等方面的百余常见病和多发病。

　　本书的特色在于:专家说病,浅显易懂、言简意赅;专家说保健,科学合理、实用性强,体现了"生理-心理-社会适应"的健康模式及"上医不治已病治未病"的健康理念。

　　感谢山西省卫生厅高国顺厅长在百忙之中为本套丛书担任主编并作序;感谢科学出版社的大力支持;感谢所有关心和帮助过本书的朋友。愿《妇产科专家说病说保健》能成为妇产科医师的案头参考,成为广大妇女及全社会人的好朋友。让我们携起手来,共同维护身心健康,共同创造美好未来。

2012 年 3 月

目 录

Contents

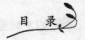

〖 第二篇 产科疾病 〗

[第五篇 新生儿疾病]

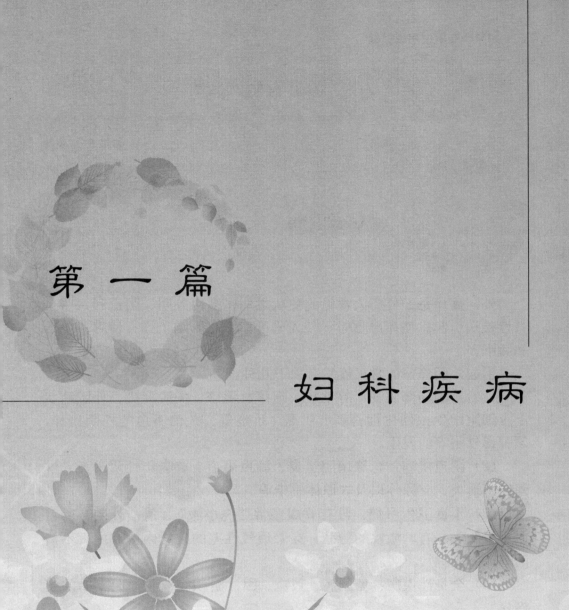

第一篇

妇科疾病

外 阴 瘙 痒

郭述真　教授

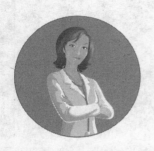

专家说病

　　外阴瘙痒是妇科病人常见的症状之一，多由外阴、阴道和一些全身性疾病引起。瘙痒严重时，使人坐卧不宁，影响工作、学习、生活和睡眠。

　　引起外阴瘙痒的常见疾病有以下几种：

　　(1) 外阴局部病变：寻常疣、疱疹、湿疹、尖锐湿疣、外阴鳞状上皮细胞增生及硬化性苔癣、阴虱、疥疮等。久治不愈的外阴瘙痒，须警惕外阴癌的发生。

　　(2) 阴道疾病：念珠菌阴道炎、滴虫阴道炎、老年性阴道炎、淋菌性阴道炎、支原体以及衣原体感染等。

　　(3) 不良卫生习惯：没有养成经常"洗小澡"（清洁外阴）的习惯；接触一些有刺激性的物品、穿着透气性差的化纤内裤或内裤不清洁等。

　　(4) 全身性疾病：糖尿病、黄疸、胆汁淤积症以及原因不明的瘙痒症。

　　一旦出现外阴瘙痒，应及时到医院就诊，请妇产科、皮肤科、内分泌科或肝病科协助诊断，以便针对病因进行治疗。不同的疾病需要用不同的方法进行检查，如分泌物镜检、病原体培养、活组织病检、血液检查、留尿化验等。

专家说保健

穿着宽松、透气的全棉内裤，勤洗、勤换、勤晾晒，保持外阴清洁干燥，保持卧具清洁卫生。

注意外阴清洁。平时应准备专用洗具，做到"一人、一盆、一巾、一水"。先将小方巾置入水盆煮沸 15 分钟，晾温后使用，清洗外阴前应剪短指甲、清洁双手，洗毕将用具清洁晾晒。

不宜食用辛辣、刺激性食物，戒烟限酒，避免使用有刺激性的香皂、肥皂、沐浴液。切忌挠抓，瘙痒难忍时可尝试转移注意力，如听音乐、看电视、户外活动、聊天等。

注意月经期卫生，使用质量合格的卫生巾。治疗期间避免性生活。必要时夫妻双方同时接受治疗。

所用衣物、床单、被罩应单独使用和洗涤，防止家庭内传播，尤其应保护女婴或女童不受感染。

患病后不应羞于启齿、讳疾忌医；或"有病乱投医"，跟着广告走；或擅自用药自行治疗，掩盖病灶。这样会影响诊断，延误治疗。诊断明确后，可在医生指导下用药。

外阴色素减退疾病

郭述真　教授

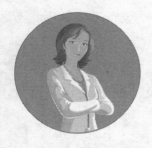 专家说病

外阴色素减退疾病，是指女性皮肤、黏膜发生变性及色素改变的一组慢性疾病。以往曾有外阴白斑、硬化萎缩性苔癣、外阴干燥症、原发性外阴萎缩之称，1987 年国际外阴病研究协会将该类疾病统称为外阴色素减退疾病。因病变部位皮肤和黏膜多呈白色，又称作"外阴白色病变"，是一种常见而难治的妇女病。

该病分为外阴鳞状上皮细胞增生和外阴硬化性苔癣两类。

（1）外阴鳞状上皮增生，多见于年龄小于 50 岁的妇女，偶见于老年妇女。主要表现为外阴瘙痒，常难以忍受。病变主要累及大阴唇、阴唇间沟、阴蒂包皮、阴唇后联合等处。早期皮肤颜色为暗红色或粉红色。由于长期搔抓、摩擦，皮肤增厚似皮革，发生破损、溃疡、皲裂、感染，长期不愈，有癌变倾向。

（2）外阴硬化性苔癣，可见于任何年龄的妇女，以 40 岁左右高发，瘙痒症状较轻，病变常见于大、小阴唇，阴蒂包皮，阴唇后联合及肛周，多呈对称性，严重时皮肤黏膜变白、失去弹性、干燥、易皲裂；阴蒂与包皮粘连，小阴唇变薄、萎缩，以至消失；严重者皮肤菲薄，阴道挛缩，性交困难。

白癜风、白化病、继发性色素减退，也常常表现为外阴部皮肤褪色，活组织检查是诊断与鉴别诊断的重要方法。

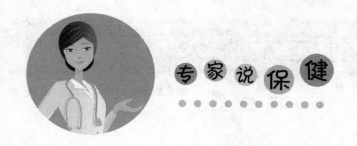
专家说保健

加强锻炼，增强体质，保持乐观平和的心态，保持充足、高效的睡眠，起居有常，饮食规律，忌食生冷、辛辣、有刺激性的食物。避免使用肥皂、药皂或有刺激性的药用类浴液清洗外阴。穿着舒适、宽松、透气的全棉内衣，勤洗、勤换、勤晾晒。

自觉有阴道分泌物异常、排尿异常、外阴瘙痒等症状时，应尽早就医，将各类外阴炎、阴道炎、宫颈炎、泌尿系感染、糖尿病等控制在早期。久治不愈的外阴瘙痒、皮肤脱色、感染溃疡等，应取活组织病检，以防癌变。

外阴病变—瘙痒—皮损，可形成恶性循环，致使病变越来越重。禁忌搔抓，是防止病变发展的重要环节。除了必要的治疗外，以顽强的毅力克制搔抓是至关重要的。瘙痒时，可采取转移注意力的方法，看报、读书、听音乐、散步、聊天等，难以安睡时，可适当服用镇静、安眠、抗过敏类药物。

皮质激素类药物外用，如氟轻松软膏、曲安奈德软膏、氢化可的松软膏局部涂抹，可获得良好的效果。幼女硬化苔癣至青春期时有治愈的可能，其治疗原则也不同于成人，睾酮类油膏、软膏均不宜使用，以防病人发生男性化。

前庭大腺炎

赵　烨　副教授　郭述真　教授

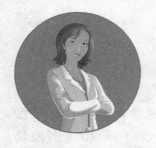

专家说病

前庭大腺，位于两侧大阴唇后 1/3 深部，左右各一，开口于处女膜与小阴唇之间，当性交、分娩及其他情况污染外阴时，病原菌易侵入，引起炎症。主要的致病菌有葡萄球菌、大肠杆菌、链球菌、肠球菌和淋球菌。

前庭大腺囊肿的常见病因有二：其一是慢性炎症导致的前庭大腺管口阻塞；其二是由于外阴部损伤腺管所致。例如，分娩行会阴侧切时，将腺管切断，使导管阻塞，腺内分泌物潴留形成囊性扩张，一般没有病人自觉症状，只是发现外阴部有一肿物，多为单侧，一般不超过鸡蛋大小，按压时可能没有疼痛。

急性前庭大腺炎多为单侧，急性期腺管阻塞，分泌物排不出来，细菌在腺体内大量繁殖，引起前庭大腺肿胀、疼痛、行动不便，有时会致大小便困难。检查可见大阴唇下 1/3 部位红肿、硬结、触痛。急性期治疗不彻底，炎症进一步发展，形成脓肿，疼痛异常，行走时更甚。典型的体征是肿物表面菲薄，触痛明显，有波动感，腹股沟淋巴结呈不同程度肿大。病情严重时，可伴全身发热、白细胞增高等。脓肿继续增大可以自行破溃流出脓液。

专家说保健

养成良好的卫生习惯，注意性生活卫生和经期卫生；使用正规厂家生产的灭菌达标、柔软舒适、吸水性好的卫生巾；内衣、内裤应为全棉制品，宽松、合体、透气性好，包括床上用品，均应经常洗涤，置于阳光下晾晒。

急性炎症期，病人应卧床休息，保持乐观情绪；进食高营养、易消化的食物，避免辛辣食品；可局部冷敷以减轻疼痛，促使炎症局限；未彻底治愈前应避免性生活；不宜骑车出行。

可在医生指导下进行抗感染治疗。单纯前庭大腺囊肿，可用1∶5000的高锰酸钾溶液坐浴，局部形成脓肿后，应切开排脓。前庭大腺造口术，操作简单、疗效好、复发率低，是很好的手术方法，经一般抗感染治疗无效时建议采用。

近年来淋菌性前庭大腺炎发病率逐年增加。前庭大腺炎病人就诊时需常规取尿道口或宫颈管分泌物以及病损处分泌物送检，查淋菌。如果确为淋菌性前庭大腺炎，需按淋病防治原则处理。

白 带 异 常

郭述真　教授

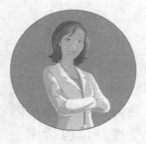

专家说病

　　白带，由阴道黏膜渗出物、子宫颈管黏膜腺体、子宫内膜腺体以及输卵管黏膜腺体分泌物等混合而成。受卵巢激素（雌激素和孕激素）的影响，在整个月经周期中，白带在质、量、色等方面可有周期性变化。正常白带呈白色，稀糊状或蛋清样，黏稠，无腥臭味，对润滑阴道、保持外阴湿润有一定的作用，称之为生理性白带。

　　当生殖器患有某种疾病，如炎症、肿瘤、性病、癌变时，可出现异常白带，其量、质、色泽、气味均可发生变化。常见的异常白带有以下几种。

　　（1）无色透明白带：呈蛋清样，与生理状态不同的是，白带量显著增多，常见于慢性宫颈炎、卵巢功能失调、阴道腺病及宫颈高分化腺癌；

　　（2）灰黄色泡沫状稀薄白带：常见于滴虫性阴道炎，伴外阴瘙痒；

　　（3）凝乳状白带：为念珠菌阴道炎的特征，常伴外阴奇痒；

　　（4）灰色均质鱼腥味白带：常见于细菌性阴道病；

　　（5）脓性白带：黄色或黄绿色、黏稠、有臭味，常见于滴虫、淋菌及其他细菌等所致的急性阴道炎、宫颈炎、宫颈管炎以及宫腔积脓、宫颈癌或阴道异物残留时；

　　（6）血性白带：量多少不一，常见于宫颈息肉或带宫内节育器时。

　　此外应考虑宫颈癌、阴道癌、黏膜下肌瘤伴感染；间断性排出黄色或红色水样白带，应考虑输卵管癌的可能。

专家说保健

"十女九带"，是中国人的一句俗话。倘若 18 岁以后尚无白带，也无月经，应到医院检查是否为先天性生殖器畸形，如无阴道、无子宫等。白带随青春期的到来而出现，伴随女人几十年，是一种正常的生理现象。

若发现白带量、质、色泽、气味等方面发生变化，或伴有外阴瘙痒、阴道出血、下腹坠痛、腹部包块等症状，必须及时就医，明确诊断，积极治疗。

不少性行为传播性疾病，都伴有白带异常。出现白带异常时，不可讳疾忌医，羞于启齿，或"有病乱投医"，致使原本可以治好的疾病，越治越坏，发展成久治不愈的顽疾。

讲究卫生，经常洗澡、更换内衣、晾晒被褥；性生活前，夫妇双方"洗小澡"；穿着宽松舒适、透气性好的全棉内衣；使用合格的卫生巾；恪守性道德，坚持"一夫一妻"制。这些都是防治生殖器炎症、性病的重要环节。

内裤最好穿浅色的，如白色、米色、肉色，洗涤前注意观察分泌物有无异常色泽、气味，发现异常，及时就医。不同的疾病临床表现、症状、体征、诊断方法不尽相同，依病史、妇科检查、B超、细胞涂片、病理检查以及病原学检查，大都可以确诊。

滴虫阴道炎

郭述真　教授

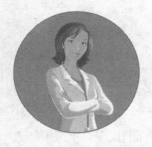

专家说病

滴虫阴道炎，是由阴道毛滴虫引起的常见的阴道炎。阴道毛滴虫生命力较强，适宜生长于温度为 25～40℃，酸碱度（pH）为 5.2～6.6 的潮湿环境；能在 3～5℃的环境中生存 21 天，46℃生存 20～60 分钟，半干燥的环境中生存 10 小时，在普通肥皂水中也能生存 45～120 分钟。滴虫不但隐藏在女性阴道、腺体中生存繁殖，还常常侵入尿道、尿道旁腺、膀胱、肾盂以及男性的包皮皱褶、尿道或前列腺中。

该病主要表现为外阴瘙痒、白带增多。检查时可见，外阴充血或有搔抓痕，阴道黏膜充血明显或有点状出血斑、分泌物增多、稀薄、黄绿色、有泡沫，合并其他细菌感染时，可为脓性，有臭味。

传播途径有：①性行为直接传播。②公共浴池、浴盆、浴巾、游泳池、坐便器、衣物等间接传播。③医源性传播，如被污染的器械、敷料等。

该病的诊断方法很简单，常规检查可用分泌物悬滴镜检，检出率为 80％～90％；还可做分泌物培养，检出率达 98％；细胞学检查，也可在涂片背景中发现阴道毛滴虫。

该病属性行为传播性疾病，性伴侣间可相互传染。

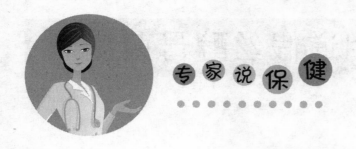

专家说保健

· · · · · · · · · ·

‥‥‥▷ 引起外阴瘙痒、白带增多的原因很多，出现上述症状时，应到正规医院，经过科学的方法明确诊断，及时对因治疗。

‥‥‥▷ 已婚妇女可采用局部治疗，如阴道上药。未婚或经久不愈、感染严重或同时合并其他细菌感染时，可口服灭滴虫类和抗生素类药物，必要时经静脉途径给药。

‥‥‥▷ 性伴侣常常是感染或被感染对象，应当同时接受检查和治疗。

‥‥‥▷ 滴虫性阴道炎，容易在月经期、机体抵抗力降低、阴道酸碱度发生变化时复发，为此应在月经后巩固治疗 2～3 个周期，以求根治。治疗期间避免性生活。

‥‥‥▷ 讲究个人卫生，有条件者可常洗淋浴，没有条件者要常"洗小澡"，即养成洗外阴的习惯。掌握科学的清洗外阴的方法，即"一人、一盆、一巾、一水"，专人专用盆、巾，注意煮沸消毒。内衣、内裤、床单、被罩常洗常晒，保持清洁、干燥、舒适。

‥‥‥▷ 所用衣物应单独使用和洗涤，避免家庭内间接传播，尤其注意与女童隔离。患病期间尽量避免游泳、出差、公共浴池洗澡等。

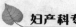

外阴阴道假丝酵母菌病

郭述真　教授

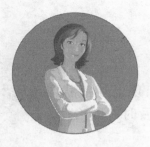

专家说病

　　外阴阴道假丝酵母菌病是妇女常见病、多发病之一，80%～90%由白假丝酵母菌引起。此菌对热的抵抗力不强，加热到60℃1小时即可死亡，但对干燥、日光、紫外线及化学制剂的抵抗力较强。

　　念珠菌在特定的条件下才能致病，因此也称作条件致病菌。多发生于阴道内糖原增加、酸度增高、局部免疫力下降时，如怀孕、糖尿病、大量使用雌激素治疗或长期使用抗生素，致使菌群失调等，肥胖易出汗或穿着紧身化纤内裤致使外阴局部湿度增加，也易诱发该病。念珠菌常寄生于阴道、口腔、肠道，可通过自身传播，也可通过性行为或接触污染物等途径传播。

　　该病临床表现为外阴瘙痒、灼痛，严重时病人坐卧不宁，异常痛苦，有时还可伴有尿频、尿痛、性交痛等症状；阴道分泌物增多，白色黏厚，呈凝乳状或豆腐渣样；外阴可见搔抓痕，阴道黏膜附有白色膜状物，擦除后露出红肿的黏膜，急性期可见糜烂和浅表溃疡。实验室检查通常取阴道分泌物，在显微镜下观察见到孢子和假菌丝，即可诊断为该病，必要时可做真菌培养。

专家说保健

> 经久不愈的外阴阴道假丝酵母菌病，应积极寻找可能导致该病的其他诱因，认真加以防治，如积极控制糖尿病、严格掌握雌激素的用法和用量，合理使用抗生素等，由于该病好发于怀孕期，孕妇尤其应重视预防和保健。

> 穿着宽松、舒适、透气性好的全棉内裤，常洗、常换、常晒，洗涤后最好再用开水烫。注意外阴清洁，养成经常"洗小澡"的习惯。性伴侣也应有良好的卫生习惯，以防性传播。

> 该病有可能系接触污染物而被感染，一旦染病，应注意与家人隔离，避免同盆洗澡、洗衣、换穿内衣等。尤其要注意与女童隔离。

> 该病具有复杂性及复发性，若症状持续存在或诊断后 2 个月内复发，须复诊。治疗期间避免性生活，或性生活时使用避孕套。无需对性伴侣进行常规治疗，有症状者应进行假丝酵母菌的检查及治疗。女性可采用局部用药或者全身用药。用药应在医生指导下使用，有些药具有肝毒性和肾毒性，必须严格掌握适应证及用法用量。

细菌性阴道病

赵　烨　副教授　郭述真　教授

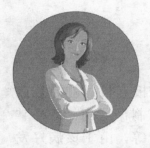

专家说病

　　细菌性阴道病是育龄妇女常见病、多发病之一。过去被称为非特异性阴道炎，即非滴虫、真菌（霉菌）、淋球菌、支原体、衣原体等特异性微生物引起的感染。当某种致病诱因存在时，阴道内环境发生变化，防御疾病的能力降低，致使在生殖道中寄生的共生菌群失调，致病菌得以繁殖，进而导致细菌性阴道病。大多数情况下为加德纳菌和厌氧菌感染。控制不及时可导致多种妇产科并发症，如盆腔炎、盆腔手术后感染、绒毛膜炎、羊水感染、胎膜早破、早产、产后子宫内膜炎、产褥感染等。

　　部分细菌性阴道病无明显症状。患病后表现为外阴瘙痒，阴道分泌物增多且有明显的臭味，尤其是月经干净后数日或性交后症状更加明显。

　　细菌性阴道病的诊断标准为：①阴道分泌物呈灰白色，匀质、稀薄、有臭味。②阴道酸碱度（pH）测定，正常阴道 pH 是 3.8～4.5，当 pH＞4.5 时，表示异常，说明有异常菌生长。③阴道分泌物涂片，高倍显微镜下观察到的线索细胞若大于 20％即为阳性。④胺臭味试验，将 1～2 滴 10％氢氧化钾液滴加到涂有阴道分泌物的玻片上，闻到鱼腥臭味即为阳性。上述表现存在 3 项，可以诊断细菌性阴道病。

养成良好的卫生习惯，穿着宽松透气的棉质内裤，勤洗、勤换，保持外阴清洁干爽。洗澡以淋浴为好，性生活前夫妇双方均应清洗外生殖器。健康妇女通常无需使用碱性肥皂或浴液以及具有抗菌作用的制剂清洗外阴，也不必进行阴道冲洗。

妇女月经期，机体抵抗力以及生殖系统抵御感染的能力均会下降，应注意经期保健。保持平和愉悦的心态，进食有营养、易消化的食物，忌食生、冷、辛、辣等刺激性食品。使用质量合格的卫生巾，禁忌房事和盆浴。非特殊情况下，经期不宜做妇科检查。

避免其他能够影响阴道内环境的因素，如不清洁性生活，性病感染，长期使用避孕药，不合理使用广谱抗生素、皮质激素、免疫抑制剂等药物，以预防细菌性阴道病的发生。

非妊娠妇女，一经确诊，应进行恰当的治疗，首选甲硝唑局部用药，也可口服该药。妊娠妇女并发细菌性阴道病，则应局部用药为主，避免给胎儿带来不利影响，对于复发难治的病例，夫妇双方须同时接受检查与治疗。

萎缩性阴道炎

郭述真 教授

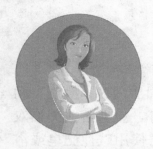
专家说病

　　萎缩性阴道炎，常见于绝经后的老年妇女。由于卵巢功能逐渐衰退，体内雌激素水平降低，阴道壁萎缩，黏膜变薄，上皮细胞内糖原含量减少，阴道内的酸度降低，抵抗细菌的能力下降，因而容易受到各种致病菌的感染而引起炎症。该病是老年妇女的常见病、多发病之一。

　　该病临床表现主要为阴道分泌物增多，呈水样或脓性，有臭味；偶有点滴出血或血水样白带，有阴道灼热、下腹坠胀、不适等感觉。炎症波及外阴前庭及尿道口周围时，病人可出现外阴瘙痒、烧灼、尿频、尿急等症状。妇科检查可见阴道黏膜充血，有时可见散在出血点或出血斑，伴轻度水肿及触痛，严重时可形成粘连。

　　萎缩性阴道炎的诊断一般不难，但应与其他类型的阴道炎，尤其应与子宫的恶性肿瘤相鉴别。阴道分泌物镜检与细菌培养，必要的细胞学检查和活组织病理检查都是十分重要的。早期诊断和治疗，可避免发生阴道狭窄、粘连以至阴道、宫腔积脓等严重并发症。

　　另外，手术切除双侧卵巢、卵巢功能早衰、盆腔放疗及化疗后、长期闭经、长期哺乳等，均可引起该病。

专家说保健

女性期望寿命已达 74 岁，几乎 1/3 的人生旅途是在绝经后度过的。保持良好的心态，和亲人、邻居、朋友平和相处，是健康长寿的重要因素。

妇女绝经后，适量补充雌激素，对防治该病具有良好的作用，但应在妇产科医生的指导下，经过全面体检和生殖系统检查后，少量服用或阴道局部使用。

患病期间，可请医生协助诊治，做阴道分泌物镜检，必要时做细菌培养和药物敏感试验，有针对性地进行治疗。辅以 1％ 的乳酸或 0.1％～0.5％ 的乙酸清洁阴道，增加阴道酸度，抑制细菌生长。

甲硝唑栓放入阴道，每晚 1 枚，7～10 天为一疗程。病人不得自行随意放置有刺激性的药物，以免加重病情。

平时注意外阴清洁，避免阴道冲洗，防止上行感染；穿着全棉内衣、内裤，勤洗勤换，多晾晒。

绝经后虽然能有比较满意的性生活，但不可过频，以免阴道壁创伤，发生炎症。罹患老年性阴道炎或其他妇科疾病时，治疗期间应避免性生活。

婴幼儿外阴阴道炎

史小荣 教授 祁 澜 副教授

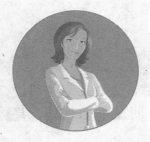

专家说病

　　婴幼儿外阴阴道炎,是女婴和幼女常见的疾病之一,多与外阴炎并存。发病原因主要是因为女性婴幼儿卵巢尚未发育,缺乏雌激素,外阴部皮肤稚嫩,阴道上皮菲薄,抵抗力低下,极易受到感染。感染的途径常常是通过患病母亲或保育员的手,污染的衣物、毛巾、浴盆等,还可以因不良的卫生习惯,如穿开裆裤席地而坐、不注意外阴清洁、大便后擦屁股方法不当致使大便污染、外阴部损伤、阴道内误放异物、蛲虫病等,均可造成感染。

　　婴幼儿患外阴阴道炎时,患儿常常用手搔抓外阴,坐卧不宁,严重时哭闹不休、烦躁不安,阴道分泌物增多且呈黄色、脓性,病变严重者,出现外阴溃烂,小阴唇粘连。粘连的小阴唇遮盖阴道口及尿道口,只在其上方或下方留一小孔,排尿时可见尿液由小孔部溢出,不见"尿线",如不仔细观察很难发现。

　　婴幼儿外阴阴道炎的诊断主要靠详细询问家长患病经过,病情变化、母亲有无外阴、阴道炎,结合外阴所见,即可作出初步诊断。病原体的确定则需取分泌物检查滴虫、白假丝酵母菌、淋菌、支原体、衣原体以及其他细菌等。

　　婴幼儿感染后,由于孩子主诉不清,又不能主动配合,生殖器很幼稚,治疗比较棘手。应以全身为主,辅以局部治疗,明确病因,对因治疗是很重要的。

专家说保健

婴幼儿在父母监护下成长，除了关心身高、体重、全身发育外，女性生殖系统的状况也应引起家长重视。悉心体察孩子的不舒服和异常表现非常重要。家庭成员中有患病者必须与女童隔离，以防家庭内传染。

婴幼儿抵抗力低下，应尽量不给孩子穿开裆裤，避免穿开裆裤席地而坐时臀部、外阴受到感染。内裤应为浅色、舒适、宽松、透气性好的全棉制品，避免摩擦外阴。家长帮孩子洗涤内裤时，须注意有无异常分泌物，包括色泽、气味等。

注意婴幼儿外阴卫生，常用温开水给其洗涤外阴（专用盆、巾、水，洗涤前先煮沸消毒），不宜使用有刺激的肥皂、浴液和药液洗涤。孩子懂话后，家长应悉心告知不可将火柴棒、发夹、瓜子、豆子等物品往阴道内塞放。

如果患有蛲虫病，因夜间蛲虫由肛门爬出骚扰外阴部，孩子在睡梦中不由自主地搔抓，致使外阴受损，导致炎症或溃烂。应及时驱虫治疗。

如发现孩子双侧小阴唇粘连，应立即就医。治疗方法有药物与手术两种，不论采用哪种方法，均应在正规医院进行。

真性宫颈糜烂

翟瑞芳 硕士 郭述真 教授

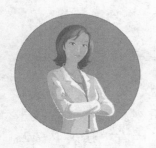

专家说病

　　真性宫颈糜烂很少见，其病理学概念指的是"鳞状上皮表面的缺失、脱落"，宫颈表面可以看到溃疡形成。宫颈表面鳞状上皮经常受脓性分泌物长期刺激、浸渍，再加上宫颈深层组织的炎性浸润，表面的鳞状上皮失去活力而脱落，形成溃疡。但糜烂面很快就被其周围的柱状上皮所覆盖，表面呈颗粒状、有一定光泽的红色区域。真性宫颈糜烂只是其中短暂阶段。

　　需要强调指出的是：在医学界沿用很久、在社会上流传广泛的"宫颈糜烂"，经病理学证实，与真性宫颈糜烂有着本质的区别。宫颈表面的上皮，位于宫颈阴道部的表面，由复层扁平鳞状上皮覆盖，表面光滑，呈粉红色，位于宫颈管内的黏膜仅为单层的高柱状上皮，由于菲薄，极易透出其下的血管和间质，肉眼观呈红色。鳞状上皮与柱状上皮交接部称为原始鳞-柱交接部。青春期后，在雌激素作用下，宫颈发育增大，宫颈管黏膜组织外移，使原始鳞-柱交接部外移，宫颈柱状上皮暴露于宫颈外口，呈"红色粗糙状"："红色"是因为柱状上皮呈单层排列，其下方有丰富的血管网；"粗糙"是因为柱状上皮相互融合呈绒毛或颗粒状，这是正常的生理现象，称为柱状上皮异位。这一现象会从女性青春期持续到未来的几十年中。妊娠期或长期服用含雌激素类的药物，这一现象会更加明显，但均非疾病所致，无需治疗。倘若绝经后仍会看到这一现象，应当给予足够重视。过去，将宫颈外口"红色粗糙状"误作"被覆上皮缺失"，用术语"宫颈糜烂"描述，实际上并非真性糜烂，传统的"宫颈糜烂"作为疾病诊治已被废弃。

专家说保健

宫颈癌的发生与高危型人乳头状瘤病毒（HPV）持续感染有关，与宫颈柱状上皮异位没有联系，大可不必"闻糜烂而色变"。

注意阴部清洁；及时治疗生殖道感染；提倡正当的性生活，洁身自好，恪守性道德，坚持"一夫一妻"制；积极使用安全套，最大限度避免 HPV 感染。有性生活史的女性，至少每年接受一次妇科检查。其中，筛查宫颈癌及癌前期病变的重要方法是宫颈细胞学检查（包括液基薄层细胞学及传统的巴氏涂片），如连续三次检查均为正常，则可适当延长复查时间。

有腥臭样或血性白带、接触性出血或阴道不规则出血症状者不可掉以轻心，需严格按照"三阶梯"诊断程序，进一步明确宫颈有无器质性病变，以指导下一步治疗。必要时需要行 HPV 检测，警惕 HPV 持续阳性的女性。

慢性子宫颈炎

祁 澜 副教授 郭述真 教授

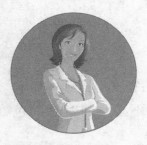

专家说病

慢性宫颈炎，多由急性宫颈炎转变而来，多见于分娩、流产或手术损伤。病原体侵入宫颈上皮及黏膜，并在此处潜藏，由于宫颈黏膜皱襞多，感染不易彻底清除，往往变成慢性宫颈炎。主要病原体为：葡萄球菌、链球菌、大肠杆菌、厌氧菌、衣原体、支原体、淋球菌、疱疹病毒等。常见的病理变化有以下几种：

（1）宫颈糜烂。依其糜烂的深度分为单纯型、颗粒型和乳头型；依其糜烂面积的大小分为轻度、中度和重度。

（2）宫颈肥大。由于慢性炎症长期刺激，宫颈组织充血、水肿，腺体和间质增生，致使宫颈呈不同程度的肥大，表面光滑，质地较硬。

（3）宫颈息肉。慢性炎症长期刺激，使颈管局部黏膜增生，除可导致黏膜炎外，还可形成单个或多个、色红、呈舌状、质软而脆、易出血、有蒂的息肉。

（4）宫颈腺囊肿、宫颈糜烂愈合过程中，新生的鳞状上皮覆盖了宫颈腺管口，或因周围结缔组织增生挤压子宫颈腺管，致使腺体分泌物潴留，在宫颈表面形成单个或多个白色小囊肿。

专家说保健

白带增多、脓性、有异味是慢性子宫颈炎常见的症状，但不是其独有的现象，不少阴道炎、子宫内膜炎、盆腔炎等也有类似的症状。患病后应到正规医院请医生协助诊断，病变部位不同，治疗原则也不尽相同。

宫颈炎有时与早期子宫颈癌难以用一般的方法加以区别。已婚妇女每年应有一次宫颈涂片，行细胞学检查，以利早期发现异常，早期治疗。

宫颈息肉除了复发率较高外，尚有恶性病变的可能，一经诊断，应尽早手术摘除，同时送病理检查。

有性生活史的妇女月经期、孕期、分娩期、产褥期、哺乳期、更年期的卫生、保健十分重要。

男性配偶包皮过长，包皮内及冠状沟内的污垢，也是导致女性患该病的重要因素。男女双方都应注意性生活卫生，除了养成"洗小澡"的习惯外，还应避免在月经期、产褥期进行性生活，全孕期也应有所节制。男性包皮过长，应行包皮环切术。

出血性输卵管炎

郭述真 教授

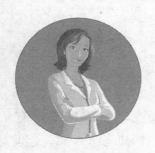

专家说病

出血性输卵管炎是一种特殊类型的输卵管炎。因分娩、流产、宫腔操作、放置节育环等发生上行感染，存在于阴道、宫颈的病原体侵及输卵管黏膜，使之充血、水肿、溃烂，病变处血管扩张、淤血，管壁通透性增强，导致大量渗血，以致间质层出血。血液突破黏膜，进入管腔，由输卵管伞端流入腹腔，致使腹腔内积血，导致急腹症。

该病的临床表现有：①急性腹痛是该病的主要特征，是由输卵管炎性渗出，刺激腹膜所致。病变可累及单侧或双侧卵管。②血腹症，一般出血不多，为100～200毫升，仅少数达600毫升以上，极个别可达1000毫升。出血多时，可有肛门坠胀感，有时出现轻度贫血，极少休克。③阴道出血，是因输卵管出血经子宫流出。④体温升高，白细胞和中性粒细胞升高，血红蛋白下降。⑤下腹部可有明显压痛、反跳痛及腹肌紧张，内出血多时可有移动性浊音。宫颈有举痛，后穹窿饱满，附件区增厚或有包块，触痛明显。B超检查有助于诊断，腹腔镜是可靠的诊断方法，病理检查能得到证实。

经消炎、对症治疗、休息等，大多数可以保守治愈。

专家说保健

注意个人卫生，养成经常洗澡、天天"洗小澡"的习惯，保持身体及外生殖器清洁。不要与他人换穿衣服、共用洗具和卧具，尤其是内衣、内裤。

注意经期卫生，选用舒适、干净、质量合格的卫生巾；经期避免游泳、性生活；保持乐观情绪，不食辛辣刺激性食物，忌食冷饮。

注意孕期卫生，做好孕期保健。内衣应勤洗勤换，被褥常晾、常晒。怀孕前3个月和后3个月避免性生活，全孕期均应有所节制。

保持良好的性道德，自尊、自重、自爱。男性配偶也应养成讲卫生、房事前"洗小澡"的习惯，以免将不洁之物、细菌、病毒等带给女方。

患有外阴炎、阴道炎、子宫颈炎时应积极进行治疗，防止由此引发的上行感染，进而导致该病。

如果近期有过流产、放置和取出节育器的经过，突然出现下腹痛，伴有少量阴道出血、发热等症状时，应及时到医院就诊。早期住院消炎治疗，可避免手术。

盆腔炎性疾病

吴素慧　教授

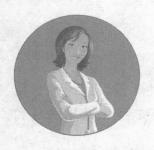

专家说病

　　盆腔炎是女性内生殖器官及周围结缔组织、盆腔腹膜发生的炎症，是妇科常见病、多发病，大多发生在性活跃期的妇女，严重影响妇女健康、生活及工作。

　　常见病因有：产后、流产后感染；宫腔手术操作后感染；不注意经期保健及性生活卫生；全身或盆腔感染性疾病；邻近器官的炎症直接蔓延。

　　病原体主要有需氧菌及厌氧菌、淋菌、支原体、衣原体、绿脓杆菌等。其传播途径为经淋巴系统蔓延、沿生殖道上行感染、经血液循环传播、直接蔓延等。

　　盆腔炎症可局限于一个部位，也可同时累及几个部位。最常见的是输卵管炎及输卵管卵巢炎。急性盆腔炎，伴发热、血象增高、中性粒细胞增高、下腹痛、恶心、呕吐及膀胱直肠刺激征，进而可引起弥漫性腹膜炎、败血症、感染性休克，严重者可危及生命。慢性盆腔炎，常表现白带增多、月经不调、下腹痛及腰痛，以劳累、月经前后为重，久治不愈或反复发作。

　　妇科检查、实验室检查、后穹窿穿刺、B超检查、腹腔镜检查等均为有效的诊断方法。

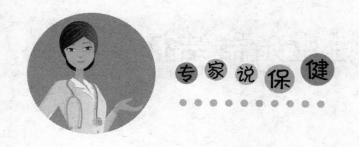

专家说保健

预防措施有：①做好经期、孕期及产褥期保健，注意性生活卫生，以减少性传播疾病，经期禁止性生活；②严格掌握产科、妇科手术指征，预防感染发生；③及时、彻底治疗急性盆腔炎，防止转为慢性盆腔炎；④加强体育锻炼，增强机体抗病能力，合理膳食。

治疗方法有：①药物治疗，在医生指导下正确使用抗生素，达到有效治疗的目的，常用药有青霉素、头孢菌素类、大环内酯类、氨基糖苷类等抗生素。必要时参考血、分泌物、渗出液的细菌培养及药物敏感试验，对因用药。中药治疗盆腔炎也有很好的疗效，治疗原则以清热利湿、活血化瘀为主。②物理疗法、温热能促进盆腔局部血液循环，改善组织营养状态，提高新陈代谢，以利炎症的吸收和消退。常用超短波、微波、激光、离子导入等进行治疗。③手术治疗，可根据病情选择。其原则是以彻底切除病灶为主，避免遗留病灶日后再发。年轻妇女应尽量保留卵巢，采取保守性手术为宜，术后加用抗生素，以防感染扩散。

女性生殖器结核

郭述真　教授

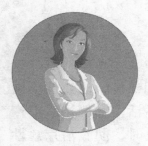

专家说病

由结核杆菌引起的生殖器炎症为生殖器结核，常见于 20～40 岁的妇女和绝经后的老年妇女。这类病人往往有患结核病的病史，如肺结核、肠结核、胸膜结核、淋巴结核等。该病以血行传播为主，其次为直接传播或淋巴传播。常见的感染有：①输卵管结核，累及双侧输卵管者居多，输卵管增粗肥大、僵直，表面可见粟粒状结节，管腔内充满干酪样物质；②子宫内膜结核，病变首先累及两侧子宫角，随后波及整个内膜，代之以疤痕组织，致使宫腔粘连；③卵巢结核，多表现为卵巢周围炎，侵犯深层组织者不多；④宫颈结核，外观与宫颈癌不易鉴别；⑤盆腔腹膜结核，分为渗出型和粘连型两类，致使腹膜增厚，盆腔组织脏器粘连，其间包裹有渗出液。

该病的临床表现有不孕、月经不调、闭经、下腹胀痛等。如果为结核活动期，可出现全身症状，如发热、盗汗、乏力、食欲缺乏、体重减轻等。依据病史、临床表现、腹腔镜、胸部、盆腔 X 射线检查、子宫输卵管碘油造影、子宫内膜活检、结核菌培养等方法可以诊断。

近年来，生殖器结核的发生率有逐年增高的趋势，应引起广泛的重视。

专家说保健

生殖器结核是可以控制的，病人对治疗前景应充满信心。应增强体质，调整食物结构，摄入富含蛋白质、维生素、微量元素、高营养、易消化的饮食，如奶类、豆类、蛋类、瘦肉、新鲜水果、蔬菜等，要以天然食物营养为主。市面销售的各类补品不一定有特效，不可随意滋补。

急性期，应卧床休息，至少应休息 3 个月；慢性期，可以从事部分轻体力工作。适当地进行体育锻炼，增强机体免疫力，促进康复。

做好新生儿卡介苗预防接种是防治结核病发生的根本。如果发现肺结核、肠结核、胸膜结核，应及时、彻底治疗，以防病变波及生殖器官，引起不孕，给个人增加痛苦，给家庭增添烦恼。

抗结核药物治疗，可取得良好的疗效，其原则是早期、联合、规律、适量、全程。可供选用的药物有利福平、异烟肼、乙胺丁醇、链霉素、吡嗪酰胺等。可在医生指导下选择两三种进行治疗，疗程 6～9 个月。

结核性包块经药物抗结核治疗无效者，可考虑手术治疗。年轻妇女，应尽最大可能保留卵巢，以维持女性内分泌功能。

阴 虱 病

郭述真　教授

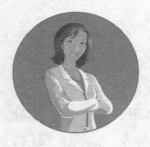

专家说病

阴虱病是指由阴虱引起的传染性皮肤病，属性行为传播性疾病之一。此病在美国和西欧盛行，近年来在我国也变得比较常见。该病主要传播途径为性传播；在少数情况下，也可因接触被污染的衣物、浴巾、卧具、坐便器等而被传染。阴虱主要寄生于人体的阴部，依靠吸吮人体的血液维持生命，同时向人体注入有毒的液体，引起局部皮肤瘙痒，出现豆粒大小的青斑、风团、丘疹以及皮疹，使人按捺不住瘙痒的刺激，不由自主地在阴部搔抓，有时导致皮肤损伤，出现搔抓痕或皮损感染，继发毛囊炎、脓疱疮等，经久不愈影响工作、生活和睡眠，尚有引发斑疹伤寒的可能。

阴虱分为卵、若虫和成虫三期，终生不离开人体，全部生活过程均在人体上进行。成虫交配后1～2天即可产卵，卵为铁锈色或淡红色的小粒，紧密地吸附在阴毛上，有时很像点状血痂，6～8天卵孵化成若虫，再经过13～17天变为具有繁殖能力的成虫，成虫的寿命1个月左右。雌虱体长1.5～2.0毫米，雄虱体长0.8～1.2毫米，形体与螃蟹相似，呈灰黄色，平时以巨爪牢牢地抓住阴毛或肛毛，偶见附着在腋毛或眉毛、睫毛等处。

专家说保健

良好的性道德和性行为是防治该病的关键所在。发病后应尽早到正规医院就治，不可讳疾忌医或"有病乱投医"。该病也可因接触污物传染，夫妻间不要互相猜疑，性伴侣应同时接受治疗。

彻底剃去阴毛、肛毛，必要时剃去腋毛，以利彻底治疗。每天用净水清洁外阴，在医生指导下，涂抹50％的百部酊或1％的丙体-六六六洗剂（疥灵）或乳剂。合并细菌感染或出现皮损时，加用抗生素进行治疗。

保持外阴清洁，穿着全棉内衣，并每日更换。开水烫洗或煮沸消毒内衣裤，床单、被罩常洗常晒。坐便器等也应彻底洗涤、消毒，并保持干净，以防家庭内传播。

染病后禁忌搔抓，以免造成皮肤损害，引发毛囊炎、毛囊感染、局部脓肿等。自觉瘙痒时，可采取分散注意力的方法，如外出散步、听听音乐、看看电视、与他人聊聊天等。

阴虱病最大的危害是有可能导致斑疹伤寒，倘若正值孕期，可能会殃及母儿生命。一旦发病必须在孕前得到彻底的治愈。

白塞氏综合征

吴素慧　教授

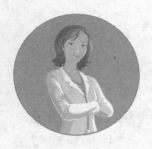

专家说病

　　白塞氏综合征，属自身免疫性疾病，是以口腔、外阴溃疡，眼部损害，皮肤、血管炎等为特征的三联综合征。外生殖器溃疡常见于大阴唇、小阴唇、阴道、宫颈、会阴等处的皮肤黏膜。口腔溃疡常见于舌、颊黏膜、牙龈及腭等部位，为圆形或椭圆形疼痛性溃疡，直径2～10毫米不等，边界清楚，中心有淡黄色的坏死基底，周围为鲜红色晕，一般7～14天自然消退，隔数天或数月复发。生殖器溃疡多发生于口腔溃疡之后或同时出现。眼部病变主要为虹膜睫状体炎、角膜炎等。皮肤损害常见为痤疮、毛囊炎、结节性红斑和皮疹红斑等。

　　确切的发病原因尚不清楚，有资料表明，该病有地域性发病倾向，病人的 HLA-B$_5$、HLA-B$_{51}$ 阳性率较正常人高 60 倍。这两种人类白细胞组织抗原（HLA）类型所代表的遗传特征可能是白塞氏综合征发病的内环境；细菌、病毒、单纯疱疹病毒和溶血性链球菌感染也可引发该病。另外，免疫调节、微量元素失衡也是发病的重要因素。

　　依据反复发作的口腔溃疡，伴有复发性外生殖器溃疡、眼部、皮肤、血管损害以及针刺试验阳性等特点（针刺试验，针刺24～48小时后，出现疱疹和毛囊炎，周围有红圈环绕为阳性），白塞氏综合征不难诊断。

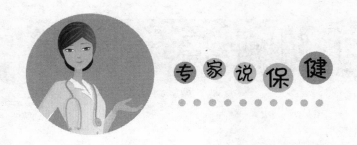

专家说保健

避免生气、焦虑、抑郁等不良情绪，增强体质，提高自身免疫力，合理营养、生活规律、劳逸结合，避免感染性疾病发生，是防治该病的关键。

反复发生的口腔溃疡或伴有外生殖器溃疡、眼病或皮肤损害时，不要"就事论事"，孤立地看待某一病灶而"头痛医头、脚痛医脚"，应将上述症状联系起来告诉医生，或请免疫学专家协助诊治。

白塞氏综合征在虽然多数情况下不会殃及生命，但并不意味着可以"高枕无忧"。少数病人有可能发生严重的或致命性的并发症，如中枢神经系统病变、胃肠道穿孔、急性腹膜炎、大血管病变等。发病后早期诊断、早期治疗，仍是十分必要的。

症状明显时宜适当休息，多饮水，少食辛辣食物，保护口腔黏膜，注意外阴及皮肤卫生，穿着全棉、柔软、透气性好的内衣，勤洗、勤换、勤晾晒。

该病目前尚无有效的根治方法，在医生指导下选用糖皮质激素、免疫抑制剂、非甾体类抗炎药、抗结核类药物，可望缓解症状、控制病情。日常生活中尽可能避免针刺。

外阴肿瘤

赵　烨　副教授　郭述真　教授

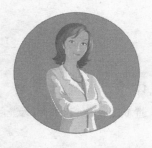 专家说病

　　外阴肿瘤是源于外阴部皮肤、黏膜及其附属腺体的肿瘤，分为良性与恶性两大类。

　　外阴良性肿瘤比较少见，主要有平滑肌瘤、纤维瘤、脂肪瘤、乳头瘤、汗腺瘤，而神经纤维瘤、淋巴管瘤、血管瘤等较为少见。良性肿瘤共同的特点是肿瘤境界清楚、表面光整、形态规则、有一定的活动度、生长缓慢等。大多数情况下可做外阴局部切除，疗效满意，虽然有些肿瘤有复发倾向，但恶变的概率不大。

　　外阴恶性肿瘤以鳞状细胞癌最常见（其他有恶性黑色素瘤、基底细胞癌、前庭大腺癌等），占外阴恶性肿瘤的80%～90%，多见于60岁以上的妇女，近年来发生率有增加的趋势。外阴色素减退、尖锐湿疣、顽固性溃疡均有癌变的倾向。单纯疱疹病毒Ⅱ型、人乳头状病毒、巨细胞病毒等，与外阴癌的发病有相关性。

　　外阴恶性肿瘤可生长于外阴的任何部位，以大阴唇最多见，其次为小阴唇、阴蒂、会阴、尿道口、肛门周围。依发病早晚，病变表现为丘疹、结节状、菜花状、表面溃烂等，肿瘤境界不清，基底部较宽、不活动，发病初始即伴有顽固性外阴瘙痒症。转移途径有直接浸润和淋巴转移。外阴恶性肿瘤以手术根治为主，辅以放疗和化疗。

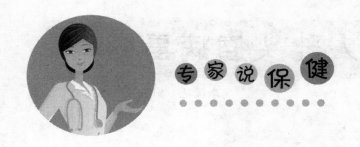

专家说保健

········

········ 性传播疾病，如外阴尖锐湿疣、疱疹、淋巴肉芽肿、梅毒均与外阴癌的发病密切相关。恪守性道德，重视性卫生，积极控制性病，是该病有效的预防措施。

········ 养成良好的卫生习惯，保持外阴干爽清洁；勤洗手、常换衣，穿着棉制的宽松内裤；防治外阴炎、阴道炎。

········ 重视外阴瘙痒等症状，久治不愈时，应高度警惕。出现外阴皮肤脱色、丘疹、结节、肿物、溃疡等情况时，应到医院检查是否有恶性肿瘤的可能性，有时一两次就诊不一定能够确诊，只要症状持续存在，便不可掉以轻心。特别是老年妇女，尤应重视。

········ 政府有关部门应切实开展妇女卫生保健，定期进行妇女疾病普查，每年一两次，包括常规查体、妇科检查、盆腔 B 超、阴道细胞学检查等。因病就诊时，应常规进行防癌检查。

········ 外阴癌术后 6 个月至 3 年，容易复发和转移，在此期间（尤其第 1 年）的随诊复查甚为重要，有条件者应 2～3 个月复查 1 次。

········ 树立战胜病魔的信心，以积极乐观的态度面对疾病，"既来之，则安之"，主动配合治疗，争取早日康复。

子宫颈人乳头瘤病毒感染

李凤艳　副教授　郭述真　教授

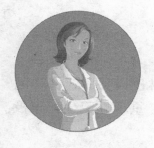

专家说病

人乳头瘤病毒（HPV）是一种嗜上皮性病毒，在自然界分布广泛。人体皮肤及黏膜的复层鳞状上皮细胞是 HPV 的唯一宿主，一般通过性活动传播。HPV 感染常发生于有性生活妇女的外阴、肛周、下生殖道，以宫颈最多见。根据其与癌瘤的关系可将 HPV 分为低危型、高危型和混合型。

HPV 感染在有性生活女性中具有普遍性，80%～85%的女性在其一生中至少发生过 1 次 HPV 感染。性活跃的年轻妇女 HPV 感染率最高，高峰年龄在 18～28 岁，大多数 HPV 感染可在短期内消失，机体通过自身免疫系统将病毒逐渐清除，平均 6～24 个月，故女性 30 岁以前不主张检测 HPV。只有持续的高危型 HPV 感染才被认为是引发宫颈癌的必要因素，常并发高度鳞状上皮内病变和宫颈浸润癌。

HPV 感染高危人群包括：①早期性行为（小于 16 岁）或有多个性伴侣；②男性性伴侣有多个性伴侣，对女性也有不利的影响；③患有其他性传播疾病者；④吸烟；⑤免疫功能低下者；⑥既往有过 HPV 感染史。

当人体感染 HPV 后有三种可能：①如果身体强壮，免疫系统健全，人体会将其清除。②当人体不能够完全消除 HPV 时，它便在人体潜伏下来，但此时并不对人体产生伤害，称之为和平共处时期，在此期内，如果机体免疫力再次变得足够强大，可将其清除。③待到机体免疫力进一步下降及诱癌因素参与协同作用下，高危 HPV 持续感染将会引起高度鳞状上皮内病变和宫颈浸润癌。

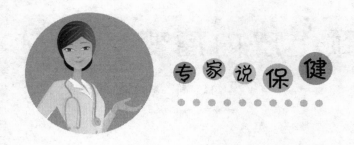

专家说保健

发现 HPV 感染不必恐慌，通过健康、自律、良好的生活习惯，合理饮食、适度锻炼、增强自身免疫力，大多数情况下人体是可以自行清除 HPV 的。生殖器的炎症往往是 HPV 入侵的温床，倘若发现患有生殖器各类炎症，应及时就诊于正规医院，积极科学地进行治疗，从而消除 HPV 感染的隐患。

已婚及有性生活的女性，每年应行妇科检查及宫颈细胞学筛查，必要时检测是否存在 HPV 感染，感染类别（高危型、低危型、混合型），并针对性地进行有效的治疗。

倡导良好的性道德，坚持"一夫一妻"制，注意个人卫生、经期卫生及性生活卫生，提倡有保护的性生活，如科学合理使用安全套等，可有效预防 HPV 感染。

高危 HPV 持续感染引起高度上皮内病变和宫颈浸润癌需要很长时间（平均 5～10 年），因此发展为宫颈癌不是一朝一夕的事情。这就为发现 HPV 感染、治疗癌前病变、阻断宫颈癌发生提供了时间保障。只要能及时发现、及时干预，治疗前景都是好的。

宫颈癌是一种感染性疾病，它是可预防和治疗的。宫颈癌预防疫苗的问世，为女性朋友免遭 HPV 感染、杜绝宫颈癌的发生带来了希望。

宫颈上皮内瘤变

程　莉　副教授　郭述真　教授

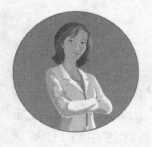

专家说病

　　宫颈上皮内瘤变（CIN）是指宫颈上皮层内细胞成熟不良、核异常及核分裂相增加，病变始于上皮基底层，严重时向上扩展，甚至占据上皮全层，是与宫颈浸润癌密切相关的一组癌前病变。根据不典型增生的程度及范围，可将 CIN 分成：①CIN Ⅰ 级：轻度不典型增生，即异型细胞局限于上皮层的下 1/3；②CIN Ⅱ 级：中度不典型增生，即异型细胞局限于上皮层的下 1/3～2/3；③CIN Ⅲ 级：重度不典型增生和原位癌，即异型细胞几乎累及或全部累及上皮层。

　　CIN 病人的主要症状为阴道分泌物增多，混有血丝，伴有恶腥味或是阴道不规则出血，下腹用力后出血，绝经后出血等；有些病人可出现不同程度的腰骶部酸痛或腹坠；子宫颈可呈不同程度的糜烂样、肥大、裂伤、外翻、息肉、半透明状囊泡等外观，病变局部较脆，触之易出血。

　　大量流行病学资料表明，性生活紊乱、吸烟、性生活过早（早于16 岁）、性传播疾病（尤其是 HPV 感染）、经济状况低下、服用避孕药和免疫制剂等是宫颈上皮内瘤变的高危因素。

专家说保健

戒烟、控制体重、注意经期卫生和性生活卫生、科学合理的膳食和规律良好的生活习惯对提高机体免疫力和预防该病尤为重要。

保持乐观的情绪和良好的心态也是抵御病变发生的好方法。CIN 属于宫颈癌前病变，发展为宫颈浸润癌需要 8～10 年的时间，只要能早发现并到正规医院诊治，CIN 完全可以治愈，不必恐慌。

有性生活的女性每年都应进行一次宫颈液基细胞学检查（TCT）。连续 3 次检查均正常者，可以减少检查次数。受经济状况的限制时，可先行宫颈涂片筛查。

CIN 治疗原则有以下几方面：①CIN Ⅰ：65％的病变可以自行消退，20％的病变持续存在，保持不变，只有 15％的病变持续发展。可保持随访，2～3 个月后重复做宫颈液基细胞学检查，必要时再次活检；也可给予物理治疗。②CIN Ⅱ：可用冷冻、电凝、激光等治疗，病变范围大时可选用激光治疗或宫颈锥形切除病灶，排除早期宫颈癌。③CIN Ⅲ：对年轻、希望生育者，可行宫颈锥形切除术，术后密切随访；对无生育要求者行全子宫切除术。对 CIN Ⅱ～CIN Ⅲ病人治疗后应进行有序的随访，一般采用"三阶梯"的方法，即细胞学、阴道镜及病理学相结合的方法进行随访，必要时检测 HPV 感染情况，间隔时间因病人自身条件、因地、因病情而定。

子宫颈癌

祁 澜 副教授 郭述真 教授

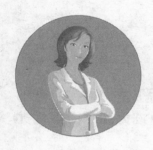

专家说病

子宫颈癌是常见的妇女恶性肿瘤之一，在全球范围内每年约有 20 万妇女死于该病，是死亡率仅次于乳腺癌的女性恶性肿瘤。我国是该病的高发国，山西省的发病率居全国前列，呈上升势头，且趋向年轻。近年来，大量临床及基础研究表明，其发病原因与 HPV 感染、早婚、早生、多生、密生、性伴侣多、性行为混乱以及性病传播、吸烟等因素密切相关。

子宫颈癌早期可无症状，与慢性子宫颈炎没有多大区别，仅在妇女癌症普查时被发现。随着病变的进一步发展，病人可出现：①不规则阴道出血，尤其是"接触性出血"（即性生活或妇科检查后出血）；②阴道分泌物增多，白色稀薄、水样、米汤样或血性，有腥臭味，合并感染时可为脓性，伴恶臭；③晚期可出现腹股沟淋巴结肿大以及肿瘤压迫症状，如尿频、尿急、肛门坠胀、大便秘结、肾盂积水、下肢肿胀、坐骨神经痛，最终致全身衰竭、恶液质。

由于子宫颈解剖部位特殊，可在直视下检查，尤其在阴道镜的帮助下，能够清晰地看到宫颈表面的细微变化，经细胞学和活组织检查，有早期发现、早期根治的可能。

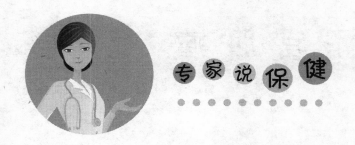

专家说保健

　　学习医学知识，增加健康意识，提高健康素质，响应晚婚、晚育、少生的号召，恪守"一夫一妻"制，防止性行为传播性疾病，是减少子宫颈癌发病的重要环节。

　　妇女普查普治是防治该病的有效办法。2007 年 7 月启动的中国宫颈癌防治工程，针对不同的人群推荐筛查方案。已婚妇女应该积极参与。

　　白带增多，色泽、气味异常，接触性出血，月经不调，特别是绝经期前后伴有不规则阴道出血的妇女尤应高度警惕。尽早到正规医院就诊，早期发现该病是完全可以根治的，对治疗前景应充满信心。

　　认真做好月经期、妊娠期、分娩期、产褥期、哺乳期、围绝经期的健康保健，及早治疗子宫颈炎。

　　男性包皮和冠状沟，是 HPV 及其他细菌隐藏之处，极易通过性行为感染女性子宫颈，导致子宫颈炎症或糜烂，以至癌变。夫妻双方除注意个人卫生外，性生活前，均应"洗小澡"。

子宫肌瘤

郭述真 教授 赵 烨 副教授

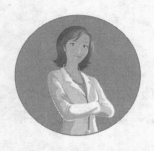

专家说病

　　子宫肌瘤是女性生殖器中最常见的一种良性肿瘤。由平滑肌组织增生而成，其间含有结缔组织。子宫肌瘤多见于 30～50 岁的妇女。发病原因与雌激素以及子宫局部雌激素受体有关，也有研究发现部分病人存在染色体异常，并与肥胖、服用雌激素类药物有一定的相关性。

　　子宫肌瘤依其生长的部位不同，分为宫体肌瘤和宫颈肌瘤。宫体肌瘤又依其生长的方向，分为浆膜下肌瘤、肌壁间肌瘤和黏膜下肌瘤。

　　子宫肌瘤早期，绝大多数不伴有临床症状，往往在妇女疾病普查或 B 超检查时被发现。倘若子宫肌瘤增长较快，影响到子宫腔的形态，致使子宫内膜面积改变时（如黏膜下肌瘤、壁间肌瘤等），或肌瘤生长在子宫颈、阔韧带等特殊部位时（如宫颈、阔韧带肌瘤），可出现以下症状：①月经改变：出血量多、出血时间延长，有时可致贫血；②当肿瘤长大时，可在下腹部扪及包块，质地较硬；③腰酸、腹痛；④白带增多；⑤排尿、排便异常；⑥不孕。出现以上症状时，应及时到医院检查。

　　确诊该病的方法有妇科检查、B 超、诊断性刮宫、宫腔镜、腹腔镜等检查。

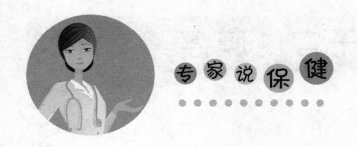

专家说保健

子宫肌瘤多属良性肿瘤，恶变的概率不大，应对其持平和的心态。肿瘤不大、增长不快、没有症状或症状轻微，可不必放在心上，正常生活、工作和学习，每半年做一次妇科检查，并将检查情况进行比较分析。

运动可以减少机体脂肪组织，保持理想体重，使机体储存雌激素的能力下降，体内雌激素保持在正常的水平。

不可滥用化妆品，尤其不要轻信什么"生长素"、"隆乳膏"之类的药物，其中不乏雌激素或其他激素成分，除了会导致内分泌紊乱、月经失调外，还有可能导致外源性雌激素对子宫、子宫内膜、乳腺等过度刺激，诱发肿瘤或使原有肌瘤增大、变性。

患子宫肌瘤后，不宜口服避孕药，尚无子女者，应在肌瘤早期怀孕分娩，已有子女者，可用器具避孕。

子宫肌瘤长大或临床症状明显时，可采用介入治疗、肌瘤剔除术、子宫部分或全部切除术。50岁以下的妇女应尽量保留双侧卵巢，50岁以上、尚未绝经或虽然绝经，卵巢尚未萎缩者，应保留双侧或一侧卵巢。保留卵巢的前提是卵巢必须正常。绝经后子宫肌瘤可逐渐萎缩。

子宫内膜癌

赵　烨　副教授

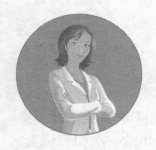

专家说病

子宫内膜癌又称子宫体癌，是女性生殖系统常见的三大恶性肿瘤之一，常见于 58～60 岁的老年妇女，近年来其发病有明显上升趋势。

子宫内膜癌的发病原因仍不确切，比较公认的与下列因素有关：①雌激素对子宫内膜的长期刺激而无孕激素拮抗，如无排卵性功能失调性子宫出血、多囊卵巢综合征、绝经后长期单一服用雌激素等；②子宫内膜增生过长；③体质因素，如肥胖、高血压、糖尿病、未婚、少生育或不生育的妇女；④绝经延迟；⑤遗传因素，约 20％ 的子宫内膜癌病人有家族史。

子宫内膜癌在极早期往往缺乏明显症状，病变进一步发展可表现为：①绝经后阴道流血，流血量一般不多，多为持续性或间歇性。未绝经者则表现为经量增多或月经期延长或经间期出血。②阴道排液，早期为浆液性，晚期为脓血性伴有臭味。③疼痛，一般早期不引起疼痛，晚期可出现下腹及腰骶部疼痛并向下肢或足部放射。④全身症状，晚期可出现全身疼痛、消瘦、贫血、发热、衰竭、恶液质等。

围绝经期妇女，出现月经不调或异常阴道出血，应结合 B 超、妇科检查、阴道镜、宫颈涂片、分段诊刮等检查，以明确诊断。

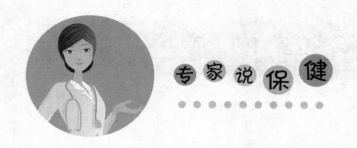

专家说保健

该病易发生在围绝经期的妇女。如果合并肥胖、绝经延迟、高血压、糖尿病、少育或不育等高危因素以及有家族史等情况，应定期进行妇科检查，以排除子宫颈、子宫体的癌症，正确掌握使用雌激素的指征。

绝经期妇女月经紊乱或绝经后不规则阴道流血均应到医院检查，医生进行妇科检查后，可以做一些必要的辅助检查，如 B 超、宫腔镜检查、CT、MRI、血清 CA_{125} 检测。确诊子宫内膜癌最常用、最可靠的方法为分段刮宫，刮出的组织物分装后药液固定，送病理检查。病人不可以因为刮宫痛苦而"讳疾忌医"，不论什么病，早期诊断、早期治疗，均可以获得较好的疗效。

因子宫内膜癌与其他疾病有诸多的症状相似，应在排除子宫颈癌、子宫内膜癌后再按良性疾病处理，切忌自行根据症状轻率用药，贻误病情。

一旦确诊为子宫内膜癌，应尽快手术治疗，必要时补充放疗和化疗。这几种治疗方法可单用也可综合应用。根据子宫内膜癌发病的早晚及全身情况、癌细胞分化程度等综合考虑，制订治疗方案。术后 2 年内每 3～6 个月复查一次，术后 3～5 年每 6 个月至 1 年复查一次。

子宫肉瘤

赵 烨 副教授

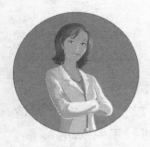

专家说病

　　子宫肉瘤是妇科常见的恶性肿瘤，恶性度较高，5 年存活率仅为 20%～30%。肿瘤主要来源于子宫肌层或肌层内结缔组织，也可由子宫肌瘤肉瘤变而成，占子宫恶性肿瘤的 2%～4%。多见于绝经期前后的妇女，好发年龄为 50 岁左右。

　　子宫肉瘤早期症状不明显。最常见的症状为不规则阴道流血，量或多或少，出血源于向子宫腔生长的肿瘤表面发生破溃；若合并感染、坏死，可有大量有臭味的脓性分泌物排出；肿瘤增长迅速，向周围组织浸润，压迫周围器官，出现下腹痛、腰痛、排尿困难、尿频、尿潴留、肾盂积水、大便干燥、里急后重等症状；当肿瘤转移至腹膜或大网膜时，可出现血性腹水；晚期出现恶液质、消瘦、贫血、发热、全身衰竭。妇科检查可发现子宫增大、质软、表面不规则，有时可见宫口内有息肉状、葡萄状赘生物脱出，呈暗红色，质脆、易出血。依病变程度分为四期。转移途径为直接蔓延、淋巴及血行转移。

　　依病史、症状、体征，结合分段诊断性刮宫、B超、CT 检查，诊断多不困难，X 射线胸部摄片，有助于发现肺转移。该病的治疗原则以手术为主，辅以放疗和化疗。治疗效果与临床分期、细胞分化程度直接相关。

专家说保健

提高自身免疫力，是防治恶性肿瘤的关键所在。主动地进行有益的体育锻炼、起居有常、生活规律、劳逸结合、膳食合理是增强体质、提高免疫力的重要途径。

保持乐观平和的心态，善于在紧张节奏、激烈竞争中适时地调整心态，不论顺境、逆境，均不大喜大悲，是提高自身免疫力的又一关键。一旦患病，应正确对待，以顽强的毅力、坚定的信念与之斗争，必定会取得良好的疗效。

50 岁左右的绝经期妇女，如果出现不规则阴道出血、白带有异味时，不可大意，应及时就医。必要时进行分段诊断性刮宫，刮出的组织送病理检查，有助于早期诊断。

有子宫肌瘤病史的病人，应定期做妇科检查，一旦发现肿瘤增大迅速应及时就医，进一步做必要的辅助检查，如 B 超、CT 等。子宫肉瘤容易转移至肺部，故应常进行肺部 X 射线摄片。

子宫肉瘤治疗原则是以手术为主，临床 I 期可行子宫切除及双侧附件切除术。II 期应行子宫根治术及盆腔淋巴清扫手术。根据病情早晚，术前或术后加用化疗和放疗有可能提高疗效。具体的治疗方案由医生根据病情制订。

卵 巢 肿 瘤

李 莉 教授

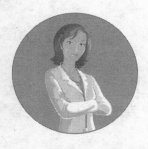

专家说病

卵巢是维持女性特征的重要器官，具有产生卵子和女性激素的重要功能。卵巢位于盆腔内，左右各一，大小约 4 厘米×3 厘米×1 厘米，重 5～6 克。卵巢肿瘤可以发生在任何年龄，一侧或双侧，良性或恶性，可以产生男性激素，也可以产生过多的女性激素，小到眼睛看不到，大至 50 多千克；病人可以没有任何感觉，也可以有严重的腹部不适。

卵巢肿瘤分为良性和恶性两大类。早期常常无症状，往往是妇科检查时偶然发现。卵巢良性肿瘤较小时，一般无症状，当长至茄子大小时，可出现下腹不适或自己摸到肿物，有时肿物可活动，当长至如足月妊娠时，可以出现气紧、心悸等；卵巢恶性肿瘤早期也无症状，一旦出现症状，多为晚期，出现腹水、腹胀、肿物迅速增大等症状。

常见的并发症有以下几种：①肿瘤蒂扭转：这是最常见的并发症。蒂扭转后，可以有一侧下腹剧烈疼痛，伴恶心、呕吐。②破裂：多数为恶性肿瘤生长迅速穿破瘤壁而破裂，也可以是扭转后破裂。③感染：肿瘤扭转或破裂后继发感染。④恶变：原有的良性肿瘤发生恶性变，肿瘤生长迅速，并出现腹水、消瘦。临床上根据病史、B超检查、放射学检查，必要时腹腔镜检查有助于早期明确诊断。

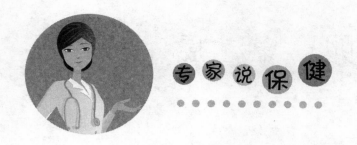

专家说保健

增强体质、提高机体免疫力是防病治病的重要措施。饮食保健中，应食用高蛋白、高维生素类食物，多吃新鲜蔬菜、水果，避免接触有毒、有害物质，减少辐射、噪声、废气、废水、废物损害。

已婚妇女每年应进行一次妇科检查，并配合腹部或阴道 B 型超声检查、血 CA_{125} 及甲胎蛋白检测，以期早期发现异常，早期治疗。

当卵巢增大，直径在 5 厘米时，可以观察 3 个月经周期，在月经刚干净时做 B 超检查，观察是否缩小。如果不缩小或反而增大，肿瘤的可能性大，应进行腹腔镜下活检或手术治疗。出现下腹不适或剧痛时，应该立刻就医，以免延误治疗时机。

卵巢增大直径已超过 6 厘米时，不论良性还是恶性，都应手术治疗，以免发生各种并发症。对于良性肿瘤可以在腹腔镜下或开腹下行卵巢肿瘤剥除术，保留正常的卵巢组织，以维持其生理功能。若为恶性肿瘤，则应采取手术，并辅以放疗或化疗。

青春期前性早熟或绝经后再出血，伴有卵巢增大，均应视为异常，应及时就医，进一步明确诊断，尽快治疗。

卵 巢 癌

李 莉 教授

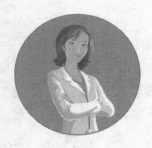

专家说病

卵巢癌是女性生殖系统常见的恶性肿瘤之一。由于卵巢深居盆腔内，缺乏有效的早期诊断方法，一旦出现症状，病变已届晚期。卵巢癌5年生存率很低，成为严重威胁妇女生命的恶性肿瘤之一。

卵巢癌的发病原因不清，大量流行病学调查表明可能与下列因素有关：①遗传和家族史：约1/4的卵巢癌有家族史，阳性家族史的较阴性家族史的发生率高18倍。②环境因素：工业发达国家卵巢癌发生率，是发展中国家的3～5倍。③内分泌因素：不孕妇女患卵巢癌的机会较有生育妇女的机会多。④病毒感染：某些病毒可引起卵巢损伤。

卵巢组织来源不同，临床表现也不同：①上皮性卵巢癌：多见于中老年。肿瘤为双侧，囊实性或实性，中晚期伴有中到大量腹水，少数病人可有月经周期紊乱。②生殖细胞恶性肿瘤：多发生在青春期前、青春期或生育年龄。肿瘤多为单侧，囊实性或实性，伴有中量腹水，恶性度极高。③恶性性索间质瘤：可发生在任何年龄。肿瘤多为单侧实性，无腹水或有少量腹水，为低度恶性肿瘤。可产生大量性激素。若为雌激素，青春期前可出现假性性早熟，生育年龄出现经量增多、月经紊乱，绝经后可出现不规则出血。如果为雄激素，可有男性化表现。

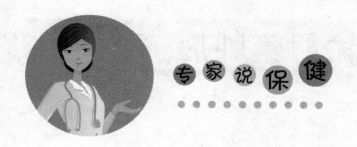

专家说保健

加强体育锻炼、提高机体免疫力、注意性生活卫生、避免生殖器官感染是预防该病的重要措施。卵巢癌的发生与不生育有一定相关性，奉劝"丁克"一族，在闯荡世界的同时，一定要兼顾家庭生活，拥有一个自己的孩子，共享天伦之乐，免遭疾病困扰。

已婚妇女每年应该体检一次，及时发现小的卵巢肿瘤。特别是有卵巢癌家族史者，更应加强体检。由于现代妇女普遍偏胖，单纯妇科检查有时难以发现深居盆腔内的肿瘤，建议增加腹部或阴道B超。

青春期前或青春期发现下腹包块者，应注意卵巢癌的可能，及时到妇科就诊。出现性早熟、男性化或绝经后出现"返老还童"、"倒开花"或卵巢不萎缩等征兆时，不可小视，一定要认真进行检查，及早发现疾病，及早治疗。

如果已确诊为卵巢恶性肿瘤，宜尽快手术，手术后辅助化疗。对于未生育而患有卵巢生殖细胞恶性肿瘤者，当对侧卵巢正常时，尽可能保留正常卵巢及子宫，术后辅助化疗，可以保留生育功能。

输卵管肿瘤

赵 烨 副教授 郭述真 教授

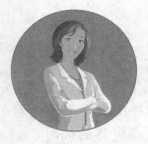

专家说病

输卵管肿瘤属少见的妇科肿瘤。其中良性肿瘤极少见，在良性肿瘤中以腺瘤样瘤相对多见，乳头瘤、血管瘤、平滑肌瘤、脂肪瘤、畸胎瘤等均属罕见。良性输卵管肿瘤以手术切除患侧输卵管为治疗的主要方法，预后良好。

输卵管恶性肿瘤（即输卵管癌），以腺癌最为常见。好发于40~65岁的妇女，多有不孕、慢性盆腔炎、性病病史。早期输卵管癌，病变局限于黏膜，难于发现和诊断。当症状、体征、自我感觉明显，妇科内诊及B超提供可靠信息时病变多属晚期，预后很差。输卵管癌主要临床表现为阴道排液、腹痛，查体时盆腔或腹部可触及包块，被称为输卵管癌的"三联征"。由于临床罕见又缺乏一种可靠的诊断方法，长久以来输卵管癌术前诊断率极低。

随着诊疗技术的发展，借助于腹部B超、阴道B超、腹腔镜、阴道细胞学检查、诊断性刮宫，术中进行冰冻病理学检查和腹水细胞学检查，明显提高了该病的诊断率。输卵管癌最佳的治疗方法当为手术，术后辅以化疗或放疗。

专家说保健

树立战胜疾病的信心，保持积极乐观的心态，注意饮食结构，加强营养，进行适当的体育锻炼，提高机体抵抗力，以顽强的毅力与疾病抗争。

输卵管肿瘤多合并慢性附件炎和盆腔炎，积极预防和治疗生殖道及盆腔的急、慢性炎症是预防输卵管癌的重要方法之一。

增强健康意识，养成良好的卫生习惯，做好妊娠期、产褥期及月经期卫生保健，防患于未然。定期接受妇科检查，每年1~2次，内容包括妇科检查、B超、阴道细胞学筛查等，达到早期防治肿瘤的目的。

阵发性阴道排液是该病的典型症状。围绝经期的妇女，间歇自阴道排出浆液性黄水，量或多或少，有时可为血性，一般无臭味，应格外警惕输卵管癌的发生，必须及时到有条件的正规医院就诊。

妇科内诊、B超发现盆腔包块时，不可掉以轻心，应严密随诊，必要时行腹腔镜检查，力争早期发现，早期治疗。

葡 萄 胎

潘 德 教授 赵 烨 副教授

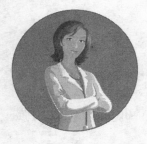

专家说病

葡萄胎，也称水泡状胎块，是由于妊娠后胎盘绒毛滋养细胞异常增生，终末绒毛转变成水泡，相连成串，形似葡萄而得名。发病因素与年龄（年龄大于 40 岁或小于 20 岁妊娠者）、贫困、营养不良、遗传因素等有一定的相关性。

该病临床表现：①停经后阴道出血是最常见的症状，多见于停经 2～4 个月后，出血量逐渐增多，有时可见水泡状物。②子宫异常增大、变软，4 个月后仍无胎动，触不到胎体；B 超显示"落雪状声像"，胎心、胎体、胎动均不可见。③盆腔内可及增大的囊性肿物（黄体囊肿）。④妊娠呕吐出现较早且重，有时可发展为妊娠剧吐。妊娠高血压疾病的发生也较正常妊娠为多。⑤约 10% 的葡萄胎病人合并轻度甲亢，伴有心率加快、出汗、震颤等。⑥约 2% 的病人可发生滋养细胞肺栓塞，表现为呼吸困难等。葡萄胎需与自然流产、双胎妊娠、羊水过多等进行鉴别。

根据妊娠年龄、营养状况、临床表现、体征、实验室检查、妊免试验和人绒毛膜促性腺激素（HCG）水平等可以初步诊断，B 型超声是明确诊断的重要方法。

葡萄胎确诊后应及时清除子宫内容物，常用负压吸引及钳夹的方法，如需刮宫应慎重而轻柔，一次清除不彻底，几日后可再次清除，不可操之过急，以免子宫穿孔。

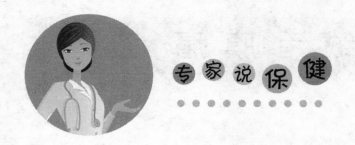

专家说保健

妊娠妇女子宫增大明显大于正常孕周、妊娠反应剧烈、少许阴道流血、未如期探及胎心波动和感知胎动，应及早就诊，早期发现，早期处理。

良性葡萄胎占绝大多数，少数恶变成为滋养细胞肿瘤。避免紧张、恐惧、焦虑。发生恶变的高危因素有：① HCG＞100 000 国际单位/升；②子宫异常增大；③黄素化囊肿直径＞6 厘米；④病人年龄＞40 岁；⑤重复性葡萄胎。

治疗后密切随访是及早发现恶变的最有效的方法。按规定每周化验 1 次 HCG，直至连续 3 次正常；然后每月 1 次，持续至少 6 个月，第二年起改为 6 个月 1 次，共随访 2 年；并注意阴道出血、子宫大小，有无咳嗽、咯血等，必要时摄胸片。

葡萄胎治疗后，严格避孕 1 年，宜用避孕套、阴道隔膜和口服避孕药，不宜放置节育器，以免混淆子宫出血的原因。

葡萄胎清宫后，HCG 稳定下降，平均 9 周达到正常范围，最长不超过 14 周。确定葡萄胎已经排空，而 HCG 持续阳性应考虑妊娠滋养细胞肿瘤。

绒 毛 膜 癌

张三元　教授

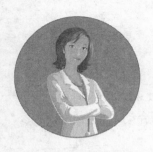

专家说病

　　绒毛膜癌（简称绒癌）是一种高度恶性的肿瘤，对妇女生命威胁很大，有"原发性绒癌"、"继发性绒癌"之分，又分别称为"非妊娠性绒癌"与"妊娠性绒癌"。绝大多数绒癌继发于正常或异常的妊娠之后。该病主要发生于育龄妇女，其中50％继发于葡萄胎（多在胎块清除后1年以上），流产或足月分娩后的发生率各占25％。

　　该病主要的临床表现为持续不规则的阴道出血，量多少不定，间隔时间不等。妇科检查子宫增大、柔软、形状不规则；有时于盆腔两侧，可触及肿大的包块。

　　该病转移途径以血行播散为主，极易发生远处转移，转移早且广泛，最常见的转移部位有肺，其次为阴道、盆腔和脑。依转移部位不同可出现相应的临床表现。

　　（1）肺转移：咳嗽、咯血、胸痛、血胸，严重者可出现急性肺栓塞。

　　（2）阴道转移：阴道壁可见紫红色结节，突出于阴道黏膜表面，破溃后易发生大出血。

　　（3）脑转移：是绒癌致死的主要原因。早期表现为猝然跌倒、失明、失语，病情继续发展，可出现头痛、呕吐、抽搐、偏瘫以至昏迷，最终引起脑疝、死亡。

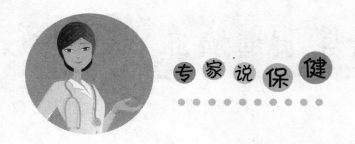

专家说保健

提高对该病的认识至关重要。既往月经规律的育龄期女性，发生异常子宫出血，在排除妊娠后，应该警惕滋养细胞肿瘤。葡萄胎清除后，阴道流血持续不断，子宫复旧不良，较大且软，血或尿 HCG 测定持续不正常，或有上升趋势，也应想到该病的可能性。

葡萄胎流产后，严格避孕一年，选用避孕套或口服避孕药，不宜采取各类宫内节育器。

化疗为主、手术与放疗为辅的综合治疗，可获得良好的疗效。但化疗过程中应严格遵循医嘱。化疗期间，病人身体抵抗力低下，应注重口腔及饮食卫生，减少并发症的发生。必要时可切除子宫。

早期诊断，及时治疗，严格按疗程进行，该病是完全可以治愈的。应充满信心，坚定与疾病作斗争的决心，保持积极乐观的心态，切不可灰心丧气，惶惶不得终日。

严密随访，第一年内每月随访一次，第二、第三年每三个月随访一次，第四、第五年每年随访一次，此后每两年一次，监测阴道不规则出血、血或尿 HCG 水平、胸片以观察有无复发。

异常阴道流血

郭述真　教授

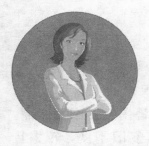

专家说病

异常阴道流血是妇产科疾病常见的症状之一，主要表现为：月经不定期、出血时间延长、出血量增多；长期持续阴道出血；短期闭经后出血；同房或妇科检查后出血；绝经后出血；白带带血等。

引起出血的原因主要有以下几个方面：

（1）卵巢内分泌功能失调：是导致月经失调的主要原因，常见的有无排卵性月经失调和有排卵性月经失调。

（2）与妊娠有关的子宫出血：常见的有流产、异位妊娠、葡萄胎、胎盘残留、胎盘息肉、滋养细胞肿瘤和产后子宫复旧不全等。

（3）生殖器炎症：外阴溃疡、阴道炎、宫颈炎、宫颈息肉、子宫内膜炎等。

（4）生殖器肿瘤：子宫肌瘤、外阴癌、阴道癌、宫颈癌、子宫内膜癌、子宫肉瘤、卵巢癌、绒毛膜癌等。

（5）损伤、异物与药物：外阴、阴道骑跨伤、性交损伤、放置节育器、服用雌激素、避孕药或阴道异物等。

（6）全身性疾病：血小板减少、再生障碍性贫血、白血病、肝功能损害等。

阴道异常流血是一种症状，预示着某种疾病的存在，应引起足够重视。

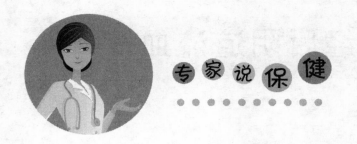

专家说保健

同是阴道流血，病变部位却各不相同，检查方法也不一样。常用的检查有诸如全身检查、妇科一般检查、病原体镜检或培养，阴道镜、细胞学、B超、活组织病检、腹腔镜等。如果出现阴道流血，应及时到医院明确病因，针对病因采取有效的治疗方法。

长时间异常出血，易导致贫血，如面色苍白或眼睑、口唇发白、心慌、乏力等。除食用动物肝脏、菠菜、带内皮的花生米、苹果等食物外，应在医生指导下服用有关药物，如补血的药物、维生素类药物。

出血期，机体抵抗力低下，易患感染性疾病或使原有的感染加重、扩散。应在医生的指导下，必要时经细菌培养、药物敏感试验，选用针对性强、敏感性高的抗生素或其他抗病原体类药物。

肿瘤引起的异常阴道出血，除子宫肌瘤属良性肿瘤外，多数是恶性肿瘤，应有足够的重视，及早到医院就诊，争取早期诊断、早期治疗。

保持良好的心态和乐观的情绪，积极锻炼身体，增加机体抵抗力。

绝经后阴道流血

郭述真　教授

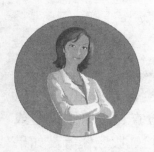

专家说病

　　绝经是指月经闭止一年以上。我国妇女绝经年龄平均为49.5岁。倘若绝经后再度出现阴道流血，即称之为"绝经后阴道流血"，这是一个非常重要的"疾病信息"，应认真寻找出血原因。尽管70%左右的绝经后阴道流血是由良性病变引起，但不能忽视，仍有30%左右为恶性病变。

　　导致绝经后阴道流血最常见的良性病变有：内源性雌激素引起的绝经后出血；老年性阴道炎、滴虫或念珠菌性阴道炎；子宫颈息肉、黏膜下子宫肌瘤、子宫内膜炎、子宫颈糜烂；雌激素替代治疗；功能性卵巢肿瘤，如颗粒细胞瘤、卵泡膜细胞瘤；垂体肿瘤等。导致绝经后阴道流血最常见的恶性肿瘤有：子宫颈癌、子宫体癌、子宫肉瘤、外阴癌、阴道癌、卵巢癌、输卵管癌等。

　　病变部位及病变性质不同，出血量的多少、血液的性状也不相同。病人牢记最后一次来月经的时间，同时注意绝经后出血的最初时间、间隔时间、出血量的多少、血液的性状、历时天数、有无腹痛、腹部包块、阴道排液、尿血、便血等情况。通过妇科检查，阴道分泌物镜检、宫颈刮片、分段刮宫、阴道镜、宫腔镜、腹腔镜、B型超声以及内分泌测定等方法尽快明确诊断，以利对因治疗。

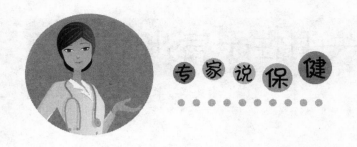

专家说保健

妇女绝经后，女性内分泌系统发生很大的变化，雌激素水平渐进性低落，将直接或间接影响机体各系统和组织器官的功能，是全身性疾病与生殖系统疾病的高发期。重视该段时期的心理、生理保健是至关重要的。

激素替代治疗可以有效地改善妇女绝经后的生存和生活质量，延缓骨质疏松的进程。但此种方法，不是人人都适宜采用的，需经过严格的全身及妇科检查，在医生的具体指导和严格监控下方可使用。患有乳腺疾病、生殖器肿瘤者，应列为禁忌。

出现绝经后阴道流血，应尽早到医院进行检查，不论良性或恶性，早期诊断和治疗均可收到良好的疗效。妇女绝经，只是月经不再来潮，并不意味着不罹患妇科疾病。相反，此期还是许多疾病的高发期，坚持每年健康体检，包括妇科检查、B 超、细胞学检查等是非常必要的。

适宜的体育锻炼，保持科学、合理的饮食结构，保障钙的补充，避免外伤，预防骨折，不选用含有雌性激素的食物、药物及化妆品。

功能失调性子宫出血

李美蓉　教授　程　莉　副教授

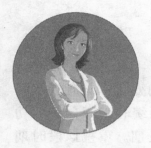

专家说病

　　大脑皮层控制下的下丘脑-垂体-卵巢，是维系正常月经周期的内分泌轴（又称"性腺轴"），任何影响该"性腺轴"的因素，都有可能导致月经失调。功能失调性子宫出血即是由调节生殖的神经内分泌机制失调所致，简称功血。该病可发生于从月经初潮到绝经期间的任何年龄，但以青春期、围绝经期的妇女较为多见。

　　功血可分为排卵性和无排卵性两类，以无排卵性功血多见。青春期女性因其生殖内分泌调节功能尚未健全，卵巢内有卵泡生长发育，但不排卵或偶有排卵。更年期女性则因卵巢功能进行性衰退，卵巢内的卵细胞越来越少，直至不再排卵。

　　无排卵性功血的主要表现为：①月经周期不定，短则半月20天，长则数月；经期长短不一，从数日到数十日不等；②经量多少不定，有的淋漓不断，出血量不多，有的则为短期闭经后突发性大量出血，以致失血性休克或重度贫血。

　　排卵性功血则多见于生育年龄的妇女，主要表现为月经频发、周期缩短或经期延长。

　　功血病人虽无器质性病变存在，但常因出血过多而致贫血；由于供血不足又可引发心、脑、肝、肾等系统的疾病；此外，由于机体抵抗力低下，病人极易罹患感染性疾病。妇科内诊、B超检查有助于诊断，诊断性刮宫可获确诊。

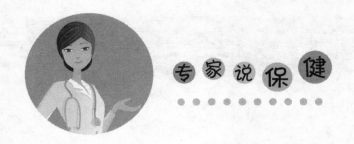

专 家 说 保 健

青春期应学习有关女性生理方面的知识，以平静、乐观的心态，轻松愉悦地接纳月经的来潮。月经期不宜做剧烈运动、惊险游戏、冷水浴、游泳等。劳逸结合，忌食生冷、刺激性食物，穿着宽松舒适的全棉内衣、内裤，选用质量合格的卫生巾。

青春期功血以调经、止血、促排卵治疗为主，围绝经期以调经、止血、激素替代治疗为主，合并贫血时，可在医生指导下药物治疗。日常生活中注意进食富含蛋白质、维生素、铁、钙、微量元素等的食物，多食绿色蔬菜和水果。

围绝经期是指 50 岁左右、绝经前后这段时间。此期卵巢功能逐渐减退，直至衰竭，女性可出现诸多的不适，如心慌、潮热、出汗、失眠、多梦、腰酸背痛、心情烦躁、性格改变、月经闭止等，因此，这段时期也被称为女人的"多事之秋"。功血也常见于此期。注意围绝经期保健，调整心态，保持乐观情绪对于围绝经期女性来说是很重要的。

围绝经期妇女最少每年做一次妇科检查，包括妇科内诊、细胞学检查和盆腔 B 超。出现不规则出血或大量出血时，应及时就诊，必要时行诊断性刮宫，明确诊断及病变性质。

闭　　经

郭述真　教授

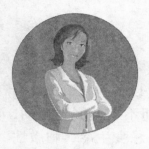

专家说病

　　闭经有原发、继发之分，前者是指年满 18 周岁的女性仍无月经来潮者，后者是指以往月经正常，以后因某种原因月经闭止半年以上者。依据原因，闭经又分生理性闭经（如青春期前、妊娠期、哺乳期以及绝经期后的月经不来潮）和病理性闭经。

　　最常见的病理性闭经有以下几种类型：①子宫性闭经。病因为先天性子宫缺陷、子宫内膜损伤、子宫内膜炎、子宫内膜结核、子宫放疗或手术切除子宫等。②卵巢性闭经。病因为先天性卵巢发育不全或缺如、卵巢功能早衰、卵巢切除或放疗、卵巢功能性肿瘤、多囊卵巢等。③垂体性闭经。病因为垂体促性腺激素缺乏、垂体梗死、垂体肿瘤、垂体缺血性疾病等。④下丘脑性闭经。病因为特发因素、精神因素、体重下降、不适宜运动、闭经泌乳综合征等。⑤其他内分泌功能异常，如甲状腺、肾上腺、胰腺等功能异常时，也有引起闭经的可能。⑥全身性疾病、吸毒、营养失衡也是发病原因之一。

　　闭经只是一种症状，应通过病史调查、妇科检查、B 超、子宫输卵管造影、诊断性刮宫、卵巢功能测定及内分泌激素系列检查等，明确闭经原因，以便对因治疗。

专家说保健

> 月经是女性发育正常、身体健康的重要标志之一，倘若 18 周岁后还不来月经，应主动就诊，请医生协助检查，发生异常及时治疗，千万不可羞于启齿。

> 焦虑、抑郁、暴躁、愤怒、大喜大悲等精神因素对月经的影响很大，常常导致月经不调或闭经。保持平和、愉悦的心态，不仅对女性内分泌有益，对身心健康也有利。月经期应避免剧烈的、不适宜的运动。

> 先天性生殖器畸形，如处女膜闭锁、阴道闭锁、阴道横隔等均可经手术切开或手术成形，使经血畅通。

> 人工流产是避孕失败后的补救措施，不可作为避孕方法反复进行。每次宫腔操作都有增加感染、损伤子宫内膜以及影响女性内分泌的可能。

> 目前许多市售物品，如化妆品，减肥、增高类保健食品、药品，可能含有某些激素成分，不可盲目使用，以防引起内分泌紊乱。

> 重大疾病、营养不良、内分泌紊乱、辐射损害、颅脑肿瘤、生殖器结核、性传播疾病等，均有可能导致闭经，经短期治疗月经仍不复潮者，应作系统检查。

女性性早熟

程 莉 副教授 郭述真 教授

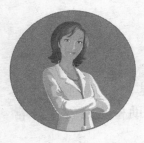

专家说病

女性性早熟是指女童在 8～9 岁前出现性成熟的一系列症状，如阴道出血、乳房增大、大小阴唇及阴蒂发育、阴毛和腋毛生长、体重增加、身材、体形改变等。

性早熟分为完全性（真性）和不完全性（假性）性早熟。完全性性早熟是由于下丘脑-垂体-卵巢轴过早发育所致，其表现与女性正常发育期相同，垂体肾上腺性腺的相互关系正常，具有排卵和生育能力。不完全性性早熟，性激素的过度分泌是由于性腺或肾上腺皮质病变所致，垂体分泌的促性腺激素功能正常，有阴道出血但无排卵、无生育能力，可出现第二性征，也可出现单一性早熟现象。此外，尚有医源性性早熟，是由于儿童误服含有雌激素类药物、保健品，或误用含雌激素类化妆品等，出现乳房增大、乳头发黑、阴道出血等症状，停用上述药品、物品后可自然恢复。

对于性早熟病例，医生应详尽询问病史，有无误服激素类药物、误用成人化妆品等；仔细查体和观察，排除内分泌系统潜在的器质性病变，了解性征发育情况，有无阴道异物；注意病人身高、体重、指距、内外生殖器发育情况。配合实验室检查、X 射线、B 超以及内窥镜检查，以明确病因，对因治疗。

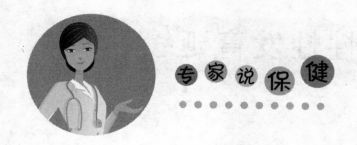

专家说保健

家长应密切关注孩子的生长发育状况，若女孩 9 岁前出现周期性的阴道出血、乳房增大、大小阴唇发育、阴蒂增大、阴毛和腋毛生长等第二性征发育的征象，应及时带孩子就医，找出病因，对因治疗。

性早熟的孩子虽然有性成熟的表现，但智力、理解力、判断力、自我保护能力仍处于同龄孩子水平，家长除了悉心指导孩子保持经期卫生外，尤应关注她们的行为，认真行使监护职责，避免遭遇性伤害。若处理得当，孩子的身心可正常发育。

家长应和医生密切配合，根据孩子的理解能力对她们进行有关性知识的教育，解除不必要的恐惧、焦虑、不安、羞怯等心理。

家长应妥善保管自己的避孕药品及化妆品，避免孩子误服误用。儿童保健以全身锻炼、饮食、娱乐为主，从天然食物中摄取营养，保健品以不用为好，如若必需，也应在医生指导下选用。

如果发现卵巢肿瘤、肾上腺皮质肿瘤或垂体肿瘤应及时手术治疗。如果能早期治疗，性早熟伴发的一系列征象，有望逆转。

女性性发育延缓

董美娥 硕士 郭述真 教授

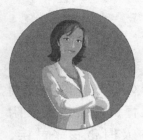

专家说病

女性性发育延缓是指 16 周岁以后月经仍未来潮或者缺乏第二性征发育的任何征象，表现为：①内外生殖器官的发育延缓；②身高没有出现明显的青春期突增，个子矮小，音调低沉；③阴毛和腋毛稀少或缺如；④胸部平坦，乳房未发育或者有发育但无明显发育进展；⑤骨龄落后，骨盆接近男性；⑥胸肩部皮下脂肪不多等显现未成熟女性的体态发育。

大部分性发育延缓属于体质性原因，与个体的发育、生活方式、营养水平、社交活动以及文化卫生等因素相关。遗传也是一个重要因素，家族中尤其是直系亲属女性，如果有发育延迟者，其后代也有发育延迟的倾向。

也有一部分性发育延缓是病理性的，多与基因遗传病有关，如染色体畸变、性发育不良、两性畸形、垂体功能减退及松果体功能不全等。全身免疫性疾病、营养不良、结核病、糖尿病、慢性病或自身为早产儿、低体能儿等均可使青春期延迟。

怀疑有性发育延缓者应去医院做相关检查，如妇科检查、B 超、性激素测定、X 射线摄片等确定有无器质性病变，如先天性无阴道、无子宫、处女膜闭锁等。对怀疑有下丘脑、松果体、脑垂体、性腺、肾上腺皮质、甲状腺以及身体其他器官有先天或后天疾患，应及时请相关专科医生诊治。

专家说保健

女性性发育延缓是客观存在的，对于体质性发育延缓，家长和孩子都应有一个科学的认识，紧张、焦虑和恐惧等不良心理都是不必要的。家长应从心理上疏导孩子，耐心讲解性发育是一个缓慢的过程，保证孩子身心健康发展。

鼓励孩子多参加户外运动，加强体育锻炼，特别是跳绳、打篮球、游泳等，可以促进骨骼生长，有助于孩子长高，在家里则可以经常跳摸门框。还可以让孩子多做扩胸伸展运动，促进胸廓和胸部肌群尤其是乳房的发育。

培养孩子良好的饮食习惯，不挑食、不偏食，除了充足的鱼、肉、蛋、奶，还要摄取各种蔬菜、水果、干果、坚果和谷类等富含维生素和钙质的食物。有的孩子为了保持体形，节食减肥，追求所谓的"骨感美"，这都是不正确的。正处在生长发育期的少女，适量的脂肪摄入也是必需的。

使孩子养成有规律的作息习惯，保证其有充足的睡眠。

对于病理性性发育延缓建议及时去正规医院请相关专科医生诊治，发现越早，确诊越早，治疗效果就越好，切不可听信传言，或听信各类广告，擅自使用什么"促春药"、"促生长药"等，更不可盲目做"隆胸"、"丰乳"等手术治疗。

卵 巢 早 衰

李 莉 教授

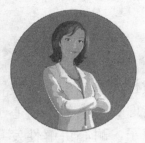

专家说病

卵巢早衰是一种病因复杂的妇科内分泌疾病,其临床表现为40岁以前的妇女出现持续闭经、雌激素水平低落和促性腺激素水平升高,出现与绝经后妇女相似的一系列症状。

卵巢早衰的原因较为复杂且无定论,可能与下列因素有关:①遗传因素。约10%的病人有家族史,但闭经前不影响生育。②性腺感染。某些严重的结核性盆腔炎、淋菌性盆腔炎或化脓性盆腔炎,均可使卵巢内卵泡遭到破坏。③自身免疫性疾病。卵巢早衰常和某些自身免疫性疾病同时存在,如类风湿病、重症肌无力、阿狄森病、特发性血小板减少性紫癜、系统性红斑狼疮等。④性染色体异常。⑤医源性因素。因卵巢恶性肿瘤切除双侧卵巢或盆腔其他恶性肿瘤放疗后。⑥药物毒性作用。长期服用激素类药物,如避孕药,可能引起早发绝经。⑦环境污染等。

卵巢早衰的主要表现有以下几种:①闭经。40岁以前出现月经稀发,经期缩短,经量减少,逐渐闭经或突然闭经。②不孕。主要因为卵巢功能减退或卵泡遭到破坏不排卵所致。③更年期症状。潮热、出汗、烦躁失眠、生殖器官萎缩。④性激素水平改变。可出现促性腺激素升高、雌激素降低。⑤腹腔镜检查。可见卵巢小于正常年龄妇女的卵巢,无卵泡发育或虽有卵泡发育但数目很少。

专 家 说 保 健

强身健体，注意个人阴部卫生，积极治疗外阴炎、阴道炎、子宫颈炎，做好产褥期保健，避免和减少盆腔炎的发生，以免炎症扩散波及卵巢。倘若合并有其他系统自身免疫性疾病，也应积极治疗，以防卵巢早衰。

当妇女 40 岁以前出现继发闭经，伴有面部潮红、阵热、多汗、烦躁、失眠、阴道干涩等症状时，应想到卵巢早衰的可能，及时就诊，通过妇科检查测定性激素系列或通过腹腔镜做卵巢活检进行确诊。

雌激素、孕激素替代治疗可以有效地补充体内缺乏的雌激素，消除更年期症状，预防骨质疏松。对无生育要求者，可采用雌孕激素周期疗法，使子宫内膜产生周期性变化，停药后发生撤退性出血。对有生育要求者，可采用较大剂量雌激素以维持子宫发育并促性腺激素达正常水平，同时促排卵治疗，促使其怀孕。以上治疗时，均应在医生指导、监控下进行。

长期服用避孕药者应注意，如发现月经量减少，应及时停药，以免引起提早绝经。

该病中医辨证以肝肾亏损为主，治疗时宜滋肾补肝，益精养血。另外也可针灸、推拿按摩等。

希恩综合征

程 莉 副教授

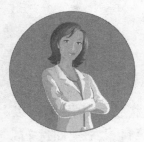 专家说病

　　妊娠期垂体增生、肥大，体积可较原来增大 1～2 倍，对缺血、缺氧十分敏感，而垂体前叶的血液循环，主要靠门脉系统提供。产后发生大量失血，特别是失血性休克，全血容量严重不足，门脉血流明显减少，血栓形成或血管痉挛，或弥散性血管内凝血等，使增生肥大的垂体缺血、缺氧，以至发生广泛性坏死，导致垂体功能不全，乃至完全丧失，失去合成黄体生成素（LH）、卵泡刺激素（FSH）、促甲状腺激素（TSH）及促肾上腺皮质激素（ACTH）的能力，导致性腺、甲状腺和肾上腺功能低下，由此引发的一系列症状，称作希恩综合征，也可见于高热或使用大量血管收缩药物之后。

　　该病的临床表现为：①催乳素缺乏引起产后无乳或乳汁减少；②月经稀少或长期闭经，性欲减退，生殖器官萎缩；③甲状腺机能减退、怕冷、皮肤干燥、迟钝、心动过缓、便秘、声音变粗及贫血；④头晕、恶心、呕吐、食欲缺乏、发热、直立性低血压、阴毛及腋毛脱落、肾上腺皮质机能减退等。

　　辅助检查可发现：血红蛋白、血糖、血钠低值，心电图低电压及心动过缓；垂体功能与性腺功能不足；FSH、LH 明显降低；甲状腺功能不足：T_3、T_4 及 TSH 均下降；肾上腺功能低下，尿 17-羟、17-酮皮质类固醇下降。

专家说保健

该病的直接原因是产后出血、休克，应采取一系列措施，预防产后出血的发生。认真进行孕前及孕期保健，发现患有血液病、肝炎等疾病时，应及时就诊，能否承担妊娠，要听取有关专家的意见。不宜妊娠者，一旦怀孕，应终止于早孕期。

具有出血倾向的孕妇，如多孕、多产、多次宫腔手术，大于35岁的高龄初产妇或小于18岁的低龄孕妇，子宫肌瘤剔除史、生殖器发育不全或畸形，妊娠合并糖尿病、肝病、血液病、Rh因子阴性等少见血型，应提前入住有抢救条件的医院。

轻型希恩综合征，积极治疗，补充营养、支持疗法，有恢复垂体功能的可能性。重型希恩综合征，很难恢复垂体功能，只能终身依靠激素替代治疗，避免发生长期低雌激素而引发的骨质疏松，降低心血管与脑血管疾病的发生率。

接受输血治疗与预防产后出血同等重要。一旦发生产后大出血，应及时接受输血治疗，补充足够量血容量，防止垂体缺血缺氧性坏死。救治越及时有效，垂体功能的损害就越轻，恢复的可能性就越大。

多囊卵巢综合征

郭述真　教授

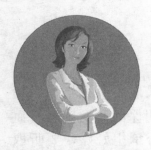

专家说病

多囊卵巢综合征以持续无排卵、雄激素过多和胰岛素抵抗为重要特征，常表现出闭经、不育、多毛、肥胖等一系列症状。该病具有发病多因性、临床表现多态性的特征。

该病的临床表现有以下几类：①月经失调：绝大多数为继发闭经，闭经前常有月经稀发或过少，有时表现为闭经与月经过多交替出现。②多毛：就一般而言，毛发相对增多、明显，以性毛为主，尤其是阴毛，常呈男性型分布，即呈菱形，阴毛粗大、浓密，皮肤油脂性，痤疮比较常见。③体态肥胖是重要特征之一。④不孕，常常是病人就治的主要原因。⑤阴唇、颈背部、腋下、乳房下和腹股沟等处的皮肤有时可出现灰褐色色素沉着，呈对称性，皮肤增厚但柔软，医学称之为"黑棘皮症"。

B超检查可发现双侧卵巢增大，大小不等的卵泡呈轮状排列，子宫常小于正常。内分泌检查显示雄激素过多、雌酮过多、促性腺激素比率失常、胰岛素过多等特征。基础体温测定表现为单相，月经来潮前或来潮6小时内行诊断性刮宫，常表现为增殖期子宫内膜。性激素测定、B超检查以及腹腔镜直视或活组织检查有助于确诊。

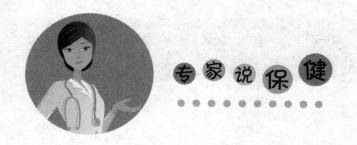

专 家 说 保 健

多囊卵巢综合征如果检查及时、治疗得法，大多数情况下可获得良好的疗效，关键在于早期发现。如遇月经稀发、经量过少甚至闭经时，应到正规医院就诊，不可盲目调经或擅自采用偏方。

加强体育锻炼，调整饮食结构，避免体重增加，力戒肥胖；食用富含纤维素的蔬菜、果类以及五谷杂粮，限制糖类和高脂类食品的摄入；不可贪闲、贪睡；力争做到自体的"收支平衡"。

自备一支体温计，学会测量基础体温。每天早晨一睁眼，不起床，不活动，不说话，将前一天晚上准备好的温度计（水银线35℃以下）置于舌下5分钟，记录读数，描记曲线。从月经来潮第一天开始至下次月经第一天为一个周期。正常情况下，体温曲线为"双相型"，即排卵前略低，排卵后略高，且升高时间维持10天以上。此法对诊断该病有良好的参考价值。

腹腔镜检查对诊断该病很有帮助，腹腔镜下卵巢打孔或开腹将双侧卵巢楔形切除1/3，都是有效的治疗。不必为此背上心理包袱，忧心忡忡。

痛 经

郭述真 教授

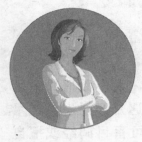 专家说病

月经前后或月经期出现下腹疼痛、坠胀、腰酸或其他不适，程度较重，以致影响生活和工作质量称之为痛经。痛经分原发性和继发性两种，是妇女常见病、多发病之一。原发性痛经是指生殖器无器质性病变的痛经，而继发性痛经则是由子宫内膜异位症、盆腔炎、宫颈狭窄等原因引起的痛经。

原发性痛经多见于青少年期，一般于初潮后 6～12 个月发病，这时排卵周期大多已形成，在孕激素作用下，子宫内膜剥脱时，经血中前列腺素的含量增高，导致子宫收缩强度、频率增加，且呈不协调、非节律性的异常收缩，引起痛经。痛经最早出现在月经前 12 小时，月经第 1～2 天疼痛最剧，持续 2～3 日缓解，疼痛程度不一，重者可呈痉挛状，疼痛部位于耻骨联合上，可向腰骶部和大腿内侧放散。有时可伴发恶心、呕吐、腹泻、头晕、乏力等症状，严重时面色苍白、出冷汗，需服用止痛类药物，妇科检查往往无异常发现。

继发性痛经由原发病引起，其疼痛的部位、性质、持续的时间，均与相应的疾病有关，治疗的原则也应针对原发病施治。

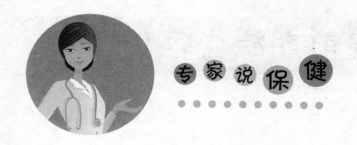

专家说保健

> 重视女性青春期生长、发育、月经等相关知识的学习，尤其应学习月经期的保健知识，避免罹患月经病。

> 注意心理调适，以平和的心态面对月经来潮。月经期不同程度的下腹坠痛、腰骶部酸困等症状是大多数女性都会出现的生理反应，不必惊慌不安。只要不影响吃饭、睡觉，不必介意。

> 对于继发性痛经，应及时诊断其原发病，并进行有效的对因性治疗。平时应注意女性各期保健，注意经期卫生，避免经期性行为，使用质量合格的卫生巾，防止生殖系统疾病发生。严格掌握计划生育手术指征、适应证，对防止继发性痛经是有益的。

> 月经期应避免剧烈运动，劳逸结合，避免生气和着凉。不宜游泳及洗冷水浴，不食冷饮及辛辣刺激性食物，以免引起血管舒缩异常而加重痛经。

> 出现痛经时，应及时到医院就诊，明确痛经的发生是原发性还是继发性，继发于何种疾病，以便采取有效的治疗措施。

经前期综合征

郭述真　教授

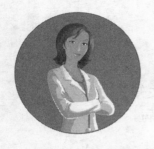

专家说病

　　经前期综合征是指妇女反复在黄体期（月经周期的后半期，即排卵后 1～14 天）周期性地出现躯体、精神以及行为方面的改变，通俗地讲，就是女性在来月经前出现一系列不舒服的症状。

　　该综合征临床表现为头痛、头晕、睡眠不佳、疲乏无力、思想不集中、工作效率低，乳房胀痛、腹部胀满、肢体水肿、运动协调功能减退，易怒、焦虑、情绪不稳、有攻击行为或自杀企图等，严重者影响工作、学习和生活。多见于生育年龄的妇女（25～45 岁），发生率为 30%～40%，严重者占 5%～10%。

　　导致该综合征发生最常见的原因：①雌、孕激素比例失调。高雌激素血症，可致钠水潴留，引起肢体肿胀、体重增加。②神经类阿片肽异常。在月经周期中，不能维持相对稳定的水平，黄体后期下降明显，因而导致一系列精神症状。③精神因素。由于上述躯体、精神等方面诸多的不适，致使一些妇女对月经产生了恐惧，紧张、焦虑、烦躁、抑郁等心理，加重了原有的症状，形成了恶性循环。

　　妇科内诊、B 超检查多无异常发现，女性激素测定有助于诊断，但应与精神心理疾病、乳腺器质性病变以及心、肝、肾等系统的疾病加以鉴别。

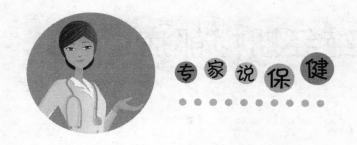

专家说保健

下丘脑-垂体-卵巢轴，也称性腺轴，其正常功能的发挥对整个月经周期起决定性作用，任何一个环节受到影响，都可能导致女性激素分泌异常，出现月经周期、经期、经量的改变和躯体、精神等一系列症状。因此，从生理-心理-社会等方面，综合分析病因，有针对性地进行预防保健，是至关重要的。

心理因素对女性内分泌影响极大，不少女性是由于对初始月经的无知、恐惧，渐进性发展为心因性痛经、经前期紧张、月经不调甚至闭经等。重视青少年生理健康教育、学习有关月经的知识，以平和、平静、乐观的心态面对月经初潮及月经来潮，是预防经前期综合征的重要环节。

保持个人及外生殖器卫生，注意经期保健。避免生气、着急、疲劳、着凉和远程出游。进食易消化、有营养、富含钙元素、纤维素类食物，多吃新鲜水果、蔬菜，不在公共场合逗留，少生病，少吃药等。

在医生指导下进行调整，如合并生殖器系统疾病时，一并调治。中药"定坤丹"、"四物合剂"、"女金丹"、"调经丸"以及西药抗前列腺素制剂等均有一定的疗效，可在医生指导下服用。

围绝经期抑郁症

郭述真　教授

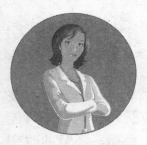

专家说病

　　围绝经期抑郁症是更年期妇女的常见病之一。约有 40％的围绝经期妇女会出现不同程度的抑郁情绪或症状，明显高于其他年龄组。

　　该病发生的主要原因有：①妇女由性成熟期逐渐进入老年期，卵巢功能渐进性衰退，雌激素分泌锐减，易出现烦躁、激动、潮热等综合征，有时当众发作，反复出现不能自我，焦虑不安的心态与日俱增。②绝经后内外生殖器失去女性激素支持，逐渐萎缩、干涩，性欲明显下降，甚至丧失，夫妻感情可能因此发生裂痕。③此期妇女大多离退休或下岗，社会地位改变，家庭收入减少，产生失落、孤独、苦闷的心态，致使抑郁症加重。④原先儿女绕膝，虽说忙些、累些，但日子过得红红火火，很有朝气，孩子们一天天长大，离家求学或成家另过，陷入从未有过的孤独、冷清、牵挂和思念之苦不能自拔。⑤很少参加社会活动，邻里之间"鸡犬之声相闻，老死不相往来"，将自己的感情封闭起来，一旦遇到不顺心的事，往往"走进死胡同，钻进牛角尖"。⑥家庭成员发生变化，生活环境发生变迁，适应性较差，如婚、丧、嫁、娶，不能和新的家庭成员和睦相处，以自己的生活习惯、思维方法要求对方，一旦事不如愿，便闷闷不乐。尤其不能接受丧偶的重大打击，可以因此而一蹶不振，甚至产生轻生的念头等。

专家说保健

　　围绝经期是女人一生中生理、心理比较脆弱的时期。曾经年轻、漂亮、幸福、美满、事业辉煌，弹指一挥间，美好的一切都成为过去时，失落、沮丧、没落之感与日俱增。此时应学习有关围绝经期的生理、心理等知识，以平和的心态接纳生、老、病、死，平静地面对突如其来的事件，坚强地扬起生命的风帆，把一切事物都看开了，便会变得轻松愉快。

　　人不能没有事干，即便退休回家，也必须刻意地找点事做，打打拳、习习剑，学学游泳或外出旅游，或上老年大学，练练琴、棋、书、画等，都是有益的事情。走出家门，走向社会，广交朋友，敞开心扉，是免患该病的重要措施。

　　在除外肿瘤、生殖系统、乳腺疾病之后，适当补充女性激素，不仅能够缓解躯体一系列不适的症状，还能保持女性生殖系统的性功能，延缓骨质疏松，提高生活和生存质量，可在医生指导下使用。

　　每位家庭成员，都有营造幸福家庭的责任和义务，工休之余多陪陪时届围绝经期的妻子、母亲，努力创造一个丰富多彩、祥和乐观的家庭氛围，使之平平安安度过此期、步入晚年。

围绝经期综合征

高艳萍　教授　郭述真　教授

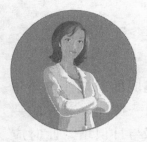

专家说病

　　世界卫生组织倡导，废除"更年期"，采用"围绝经期"的概念，即从绝经前出现与绝经相关的内分泌、生物学和临床特征起至绝经后一年内的时间。绝经提示卵巢功能衰退、生殖能力终止。目前我国城市妇女平均绝经年龄 49.5 岁，农村妇女为 47.5 岁。约 1/3 的妇女可以平稳过渡，没有明显不适，约 2/3 的妇女出现程度不同的低雌激素血症引发的一系列症状，称之为围绝经期综合征。

　　该病临床表现有以下几类：①月经的变化。主要表现为月经周期延长，闭经或不规律；经血量减少或突然增多甚至大出血；经期延长或缩短等。②泌尿生殖系统的变化。盆底松弛，乳房下垂，阴道黏膜变薄、皱襞消失、分泌物减少，性交疼痛，有时出现尿频、尿急、尿失禁等症状。③血管舒缩综合征，即潮红、出汗、心悸、眩晕等症状，发作次数不等，持续数秒钟至数分钟。④精神症状。常有焦虑、抑郁、激动，喜怒无常、脾气暴躁、记忆力下降、注意力不集中、失眠、多梦等。⑤骨质疏松。绝经后妇女约有 25％患骨质疏松症、腰酸背痛、腿抽筋、肌肉关节疼痛等。⑥易发生脂代谢异常，动脉粥样硬化，心、脑血管疾病等。

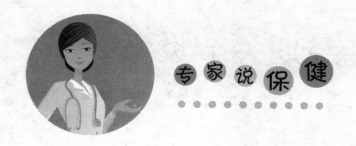

专家说保健

绝经期是妇女一生中必经的生理时期，有时出现一系列不适症状是不可避免的。努力学习保健知识，保持乐观情绪，以平和的心态去面对，走出家门、结交朋友、热心社会活动，对安度此期都是至关重要的。定期进行妇科健康体检，做到有病早治，无病早防。

围绝经期是女性的"多事之秋"，许多疾病都有可能"乘虚而入"。调适的不好可能引发躯体、心理等诸方面的疾病。家庭和社会、家人和朋友，都应当充分关怀和体谅处于这一时期的妇女，为她们创造一个充满爱意、充满理解、充满温馨的生存环境。出现这样或那样的临床症状时，应陪其到医院进行诊治。

激素替代治疗是有效改善症状，提高生活质量的方法，但应在医生的指导和严密监控下使用。

食用含钙高的食物，如牛奶、豆制品、鱼、虾、蟹、芝麻等，或适量的补充钙剂和维生素 D，增加户外活动，进行适宜自身的体育锻炼，可以有效地延缓骨质疏松的进程。但应避免外伤，以免引起骨折。

绝经期关节炎

高艳萍 教授 郭述真 教授

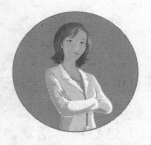

专家说病

　　绝经是指月经闭止一年以上。我国城市妇女平均绝经年龄为 49.5 岁，农村妇女为 47.5 岁。由于卵巢功能逐渐衰退，女性内分泌会发生一系列变化，突出表现为雌激素水平降低，并相继出现一系列症状，如心烦、心悸、潮热、出汗、失眠、多梦、忧虑、记忆力下降、生殖功能减退直至丧失。绝经期关节炎为此期妇女易患疾病之一。

　　围绝经期关节炎见于卵巢早衰、手术绝经、盆腔深部 X 射线照射、分娩后月经尚未恢复正常时。受累部位主要集中在四肢远侧关节，如腕、手、肘、踝以及掌指、指间关节等。症状可随精神刺激、贫血、劳累、受凉及其他病灶存在而加重。病程数年至数十年不等。关节改变随着病程延长由轻至重，甚至造成结构上的破坏和畸形。

　　该病的主要症状为：受累关节肿痛、活动受限、疼痛呈游走性，时发时愈，重者骨质破坏、关节变形、掌指关节呈屈曲挛缩并向尺侧倾斜，腕关节粗大、活动受限，手镯试验阳性（即用手握其腕部时，疼痛加重）。

　　X 射线检查可见骨关节面破坏，骨质疏松，关节间隙变窄，与关节结核相似。

专家说保健

● 围绝经期妇女首先应保持良好的心态，此期是每个妇女必经的生理时期，重视生理、心理保健，保持良好的人际关系和对社会环境的良好适应。

● 骨质疏松是此期妇女的常见病。运动、日光、饮食治疗是预防该病的三要素。合理补充钙剂，强调钙、磷、蛋白质、热量、维生素、微量元素的合理搭配，是防止骨质疏松、骨关节病的重要途径。

● 不可因疼痛而制动，以防关节僵直，肌肉萎缩，采纳有益的、适合自身的方式运动，掌握好运动时间、运动量等都是非常重要的。

● 早期雌激素替代治疗，对防治该病有很好的作用，但应在医生指导下，经过必要的心血管系统、生殖系统、乳腺等检查，在严密监控下使用。

● 冬季、阴雨天时，应注意保暖，出行活动应注意安全，避免跌跤，以免加重病情或引发骨折。疼痛时可加服解热止痛药物，或外敷外用膏、贴类药物，或进行必要的物理治疗。

骨质疏松症

郭述真　教授

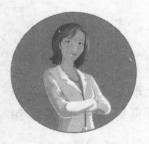

专家说病

　　随着人口老龄化的加剧，骨质疏松症的发病率呈上升趋势。由骨质疏松引发的骨折及其并发症，严重影响中老年的生存与生命质量。据文献报道，我国骨质疏松病人为 6000 万～8000 万。为此，世界卫生组织将防治骨质疏松症列为中老年三大保健任务之一。

　　骨质疏松症是全身骨骼成分减少的一种现象，主要表现为骨量减少，骨矿物质和骨基质比例减小，骨组织的显微结构发生改变，致使骨细胞的正常负荷功能发生改变。临床表现为腰背酸痛、腿抽筋、四肢关节疼，易发生病理性骨折、椎体变形，以至呈"龟背"。

　　原发性骨质疏松症，发病年龄为幼年、成年、老年，绝经后骨质疏松症占绝大多数。继发性骨质疏松症可由染色体病、先天骨发育不全、营养不良，消化系统、内分泌系统、肾脏疾病、肿瘤、药物等引发，也可由废用或制动引发骨丢失，如瘫痪，骨折后内、外固定等导致的长期卧床。

　　检查的方法有 X 射线摄片、单光子骨密度检测，双能 X 射线骨密度测定，定量 CT 检查，采血检测钙、磷、碱性磷酸酶、羟脯氨酸以及尿钙、尿磷。

专家说保健

- 调整心态，保持乐观情绪。参加适宜自身的体育锻炼，如跑步、快行、游泳、打太极拳等，平时应注意腰背的锻炼。增加户外活动，接受阳光照射，以利合成维生素 D。

- 注意进食富含钙质的食物，如牛奶、奶制品、鱼、虾、蟹、豆类食品、骨头汤、新鲜蔬菜、瓜果等。荤素搭配、合理膳食，是很重要的。

- 科学合理膳食，不偏食、挑食，避免大量饮用咖啡、碳酸类饮料，戒烟、限酒。

- 积极治疗影响骨代谢的疾病，如甲状腺功能亢进、甲状腺功能减低、糖尿病、肾病、肝病、消化系统疾病以及长期卧床性疾病。

- 在医生指导下补充钙剂。常用的钙剂有乐力、迪巧、巨能钙、钙尔奇 D、珍珠钙、阿胶钙、珍牡钙等。绝经期妇女还可在妇产科医生指导下，适当补充含有雌激素类的药物。

- 尽量减少跌跤及碰撞的可能性，外出行走需小心谨慎，雨天、雪天应避免出行。行动不便时，请人搀扶或自带手杖，以防外伤性骨折。

子宫内膜异位症

郝秋芳 教授

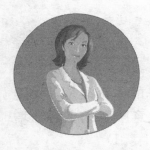 专家说病

　　子宫内膜覆盖于子宫腔内，周期性剥脱引起出血，称月经。当这种具有活性的内膜出现于子宫腔以外的部位，引发各种症状时，称子宫内膜异位症。

　　子宫内膜异位常见于子宫直肠凹、子宫骶韧带、卵巢周围，也见于宫颈、阴道、外阴、腹壁伤口以及肺、膀胱等。病变初期呈点状、小泡，由于反复出血（与月经同步），病灶逐渐增大—破裂—被周围组织包裹，形成囊肿与粘连，由此引起继发性、渐进性痛经。腹痛以下腹为主，可向肛门、大腿内侧放散，伴恶心、呕吐；也可导致月经失调、发热、不孕、性交疼痛、腹泻、便秘等。位于肺、膀胱与皮下组织的病灶，可导致病人周期性咯血、尿血及病灶部位增大、疼痛；当盆腔异位囊肿破裂时，内容物外溢，刺激腹膜引发剧烈腹痛；病灶侵犯输尿管，可致输尿管扩张、肾盂积水，甚至肾功能丧失。

　　妇科检查时发现子宫增大、后壁粘连不活动，骶韧带周围有痛性结节；卵巢增大呈囊肿状，内含黏稠、陈旧性血液，呈巧克力色，故有"巧克力囊肿"之称。借助B超、磁共振、CA125（核素标记）以及"金标准"——腹腔镜检查，可获确诊。但该病应与卵巢恶性肿瘤、盆腔炎性包块、盆腔炎、盆腔结核、子宫腺肌病鉴别；急性破裂时应与宫外孕、急性盆腔炎等鉴别。

专家说保健

防止经血倒流。无孔处女膜、阴道横膈、无阴道及阴道、宫颈粘连等，应及时手术。月经期避免同房、妇科检查，必须检查时，不宜挤压、纠正子宫的倾屈度。

避免内膜种植。凡进入宫腔的手术和检查，如人工流产、宫腔镜检查、卵管通液、造影、宫颈手术等，以及切开子宫手术，均有可能导致子宫内膜异位种植。除了医生的努力，严格按规程操作外，已婚夫妇认真避孕，杜绝计划外妊娠、免施人工流产、中期引产等意外手术，避免月经期做各种检查，均是防治该病的重要措施。

避孕药适于痛经、暂无生育要求者。可在医生指导下使用高效孕激素 6～9 个月，促使内膜萎缩。也可用更血停、米菲司酮、他莫昔芬、达那唑、孕三烯酮等。

促性腺激素释放激素激动剂，称药物性卵巢切除，引起暂时性闭经，使异位的子宫内膜因"断粮草"而萎缩，失去活性。数月后，再投以雌、孕激素类制剂，以改善或逆转治疗中的副作用，医学上称之为"反向添加"。

手术治疗有保守性和根治性方式，又有传统式和腹腔镜方式。均应根据病人的年龄、生育要求、疾病严重程度进行选择。

子宫腺肌病

程 莉 副教授

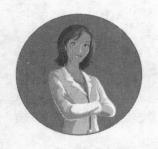

专家说病

　　子宫腺肌病是指子宫内膜间质及腺体侵入子宫肌壁层，以往称内在性子宫内膜异位症，多发生于 35～50 岁的经产妇女，半数以上合并子宫肌瘤，15％合并子宫内膜异位症（外在性）。

　　子宫腺肌病的发病原因，可能与以下几种因素有关：①多次妊娠与分娩有可能导致子宫壁的损伤及子宫内膜炎，促使正常部位的子宫内膜向肌壁层生长；②多次人工流产或刮宫，负压吸引或过度搔刮，可损伤子宫内膜的生发层乃至肌层；③子宫内膜基底膜下缺乏黏膜下层；④卵巢功能失调，高雌激素的刺激有利于子宫内膜向肌壁层生长；⑤可能与遗传因素有关。

　　凡 30 岁以上经产妇，出现经量增多、经期延长以及进行性加剧的痛经时，应想到子宫腺肌病的可能。痛经往往是痉挛性痛或绞痛，病人难以忍受，影响工作、学习及睡眠。少数病人可出现性交疼痛。因 30％左右的病人无明显症状，临床诊断必须结合妇科检查、B 超甚至腹腔镜检查。妇科检查可发现子宫多呈均匀性增大，但很少超过 12 孕周大小。病灶分局灶型（子宫局部可有增大的结节）和弥漫型（子宫均匀性增大）两种。B 超检查发现子宫肌层内不规则回声增强，局部结节或子宫后壁肥厚等，有助于诊断。

专家说保健

暂不计划生育者，一定要采取有效的避孕措施，人工流产及引产只是避孕失败的补救措施，不能作为常规避孕方法，多次宫腔手术可造成子宫内膜及肌层的损伤，引发该病。必须做刮宫、人工流产、引产时，应选择正规的医疗机构，尽量避免不必要的损伤。

妊娠有可能延缓该病的发生与发展，已届婚龄或婚后伴有痛经的妇女应及时就诊或婚育。已有子女者，可长期服用避孕药，抑制排卵，有助于缓解该病的症状。症状明显且进行性加重，保守治疗无效者，可采用手术治疗。病人年轻、且有生育要求者，可考虑尽可能切除腺肌瘤而保留子宫。至于卵巢是否保留，医生应持慎重的态度，根据病人的年龄、有无绝经、卵巢是否萎缩以及有无病变而定。

年轻且有生育要求的妇女，可在医生的指导下，试用 6～12 个月的假孕或假绝经治疗，如停药后病人能于短期内受孕，则可在生育后再考虑手术治疗。

对于绝经期妇女可采用活血化瘀等中医中药方法进行保守治疗，随着体内雌激素水平的逐渐下降，症状有望得到缓解。

两 性 畸 形

郝秋芳 教授

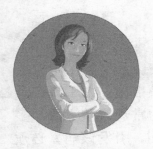

专家说病

人类性别是依据性染色体核型（遗传性别）、生殖腺结构（性腺性别）、外生殖器形态（解剖性别）、自我感觉（自认性别）、户籍登记（社会性别、抚养性别）来确定的。正常情况下5种性别是统一的。例如，女性的染色体是46XX，性腺为卵巢，女性外阴、自我与社会均认为是女性。某些先天或后天的原因使以上5种性别因素混乱或缺失，可导致性识别困惑。两性畸形将给患儿抚育、成长、生活、工作、婚姻、生育等带来一系列问题，应及早诊断与治疗。

两性畸形包括女性假两性畸形、男性假两性畸形和生殖腺发育异常三类。

（1）女性假两性畸形：病人染色体核型为46XX，有卵巢、子宫与阴道，但外生殖器部分男性化，如阴蒂肥大呈阴茎状，阴道口极小等。发病原因是胎儿肾上腺合成皮质醇的有关酶缺失，皮质醇低下，导致垂体产生大量促肾上腺皮质激素（ACTH），肾上腺皮质增生（先天性肾上腺皮质增生症）产生过多的雄激素，促使女性胎儿的外生殖器男性化。

（2）男性假两性畸形，病人染色体核型为46XY，有睾丸无子宫，但阴茎小，偶有阴道，是因体内缺乏雄激素受体或5-α-还原酶所致。

（3）生殖腺发育异常，包括真两性畸形、混合型、单纯型性腺发育不全三类，其中真两性畸形，其体内既有卵巢又有睾丸，表型有偏男或偏女。

专家说保健

治疗原则应根据社会性别、个人意愿及畸形程度进行矫治，女扮男装者宜恢复本来面目，男扮女装者宜将错就错，除阴茎发育良好的男性外，均按女性抚养为宜。

先天性肾上腺皮质增生确诊后立即进行治疗，终身服用可的松类药物，以抑制垂体促肾上腺皮质激素（ACTH）的过度分泌，防止外阴进一步男性化及骨骺提前闭合而影响身高。当 ACTH 下降后，肾上腺皮质增生缓慢，雄激素水平下降。青春期卵巢发育、月经来潮，甚至可以生育。肥大的阴蒂与外阴口可以手术整形，使其接近女阴形态。

雄激素不敏感综合征应按女性抚养，青春期后切除睾丸以防恶变，并行外阴整形。终生雌激素替代治疗，维持女性第二性征。

真两性畸形，性别的确定主要取决于外生殖器的功能状态，将不需要的生殖腺切除，保留与性别一致的生殖腺与外阴，功能不足时，适当补充性激素。

混合型性腺发育不全与单纯型性腺发育不全，两者虽有睾丸，但因其停留在腹腔内，不能分泌足够的雄性激素，故外阴均呈女性状态，所以应按女性抚养，切除腹腔内睾丸，外阴整形。

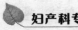

子　宫　脱　垂

郝秋芳　教授

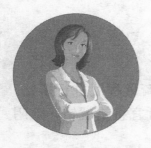

专家说病

正常子宫位于盆腔中央坐骨棘水平以上呈前倾前屈位置。若子宫沿阴道下降至外阴口甚至全部子宫都脱至外阴呈茄状时，中医称"阴茄"，西医称"子宫脱垂"。随着子宫的下降，其周围组织器官（如膀胱、输尿管、尿道、直肠）也随之下降变位。因此，子宫脱垂是一组病变。

子宫依赖周围韧带的牵拉与盆底组织的支托保持正常位置，当这些组织受损时则可能导致子宫脱垂。最常见的原因有：①胎儿娩出时会阴部组织被拉松或撕裂未能修复；②第二产程过长或总产程过短（急产）；③长时间腹压增高，如慢性咳嗽、便秘、腹部巨大肿瘤、腹水、重体力劳动等；④盆底组织发育不良，如无力体形、隐性脊柱裂等；⑤老年盆底组织萎缩、松弛。

子宫脱垂初期，病人可感腰骶部酸痛、下坠，久立、久蹲或劳累时加重，卧位休息缓解。病变后期外阴部可脱出一块状物，伴直肠与膀胱膨出，外露部可因磨损出现溃疡、糜烂、长期不愈，同时可伴有排尿困难、尿失禁、排便不畅等。

子宫脱垂的诊断并不困难，通过妇科检查即可确诊，但应与单纯子宫颈延长、阴道壁肿瘤、子宫颈肿瘤、子宫黏膜下肿瘤、子宫慢性翻出等疾病进行鉴别。

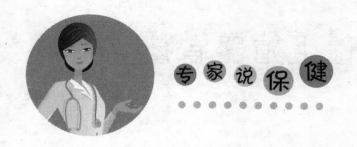

专家说保健

> 提倡晚婚节育、住院分娩、科学接生，避免在家中或在医生家中分娩，防止产伤，一旦发生及时修补。产褥期避免长时间蹲位及抬、扛、背等过重劳动。

> 积极治疗慢性咳嗽、便秘，产后经常做保健操，如提肛锻炼（站、坐、卧均可进行紧缩肛门、会阴部的动作），起床后、睡觉前做仰卧起坐等，均可提高盆底组织的张力。

> 轻度子宫脱垂可采用针灸、中药、气功、宫旁注射硬化剂或在医生指导下应用子宫托，若伴阴道前后壁膨出、外阴裂伤，可行前后壁和会阴裂伤修补，恢复阴道紧张度与会阴部的正常解剖关系，以支撑子宫，防止子宫下垂或改善子宫下垂的程度。

> 子宫脱垂伴宫颈延长，并要求保留生育能力者，可行曼氏手术，该手术能在修复阴道与会阴的同时切除过长的宫颈，短缩主韧带，将子宫保持在前倾前屈位置，避免日后再脱垂。

> 严重子宫脱垂，不要求保留生育能力的病人，可行阴式子宫切除加阴道修补术，年长体弱不能耐受子宫切除手术的重度病人，且无性生活要求，可采纳阴道纵隔成形术。将子宫架于纵隔上方，而不能脱出。

女性生殖器官瘘

郝秋芳　教授

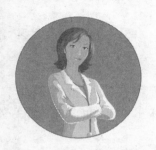

专家说病

　　女性生殖道与邻近器官间有异常通道，称作生殖器官瘘，如尿瘘、粪瘘、子宫腹壁瘘等，以尿瘘为多见。发生尿瘘的常见原因：①分娩时胎头压迫时间太久，阴道与膀胱间组织坏死脱落形成膀胱阴道瘘，或各种助产、剖宫产损伤阴道及尿道；②各种妇科手术（尤其经阴道进行的手术），如子宫广泛切除、宫颈巨大肌瘤切除、阔韧带内肿瘤手术等均易损伤膀胱；③膀胱结核、放射治疗盆腔疾病、晚期膀胱或宫颈恶性肿瘤、泌尿生殖系先天畸形、膀胱结石等。

　　尿瘘的临床表现为：①不能自控的阴道漏尿；②尿液长期刺激外阴形成尿性皮炎；③尿路感染；④不明原因的闭经。

　　依据病史与妇科检查多可诊断，治疗前需明确瘘孔的部位、性质、数目、大小与周边组织脏器的关系、有无疤痕、疤痕大小、软硬度等，并进行必要的辅助检查，如亚甲蓝试验（通过导尿管注入膀胱亚甲蓝液，若自阴道小孔流出蓝色液体，即是膀胱阴道瘘，若为正常尿液，可能是输尿管阴道瘘）、探针试验（尿道置探针与阴道的手指对应检查了解瘘孔的位置及大小）、膀胱镜检查（探明瘘孔与输尿管开口的关系、膀胱内有无结石、炎症等）、肾显像（了解肾功能）、排泄性尿路造影（用于诊断输尿管阴道瘘、结核性尿瘘与先天性输尿管异位开口）等，应注意与尿失禁鉴别。

认真进行产前检查，最好固定医院，以利全面了解自身情况，如胎儿大小、骨、软产道情况，有无并发症等，做到心中有数，以利选择最佳分娩方式，尽最大努力避免损伤。若合并泌尿生殖器结核者，应在彻底治愈后再怀孕。

"十月怀胎一朝分娩"是人生也是每个家庭的一件大事，不要在生孩子问题上算经济账。一定要在有条件的医院住院分娩，科学接生，切不可在家中或在某个医生家中分娩，以免发生产伤及意想不到的后果。

平时应注意全身锻炼，尤其应注意腹壁肌群的锻炼（如仰卧起坐）和盆底肌群的锻炼，即有意识地做"紧缩肛门"（也叫"提肛运动"）的动作，每天坚持做2～3回，每回20～30次，坐、站、卧位均可，能有效地增加盆底肌肉、韧带的张力与弹性。

瘘孔小、漏尿少、损伤在10天以内的尿瘘，可留置尿管长期开放，保持不漏尿的体位坚持半月可望自愈。

新鲜损伤一经发现立即修补；产伤坏死型的瘘孔多合并感染，应在3～6个月炎症治愈、疤痕软化后修补；二次手术也应在3个月后进行；伴有结石者应消炎后取石修补，具体术式因人、因病而异。

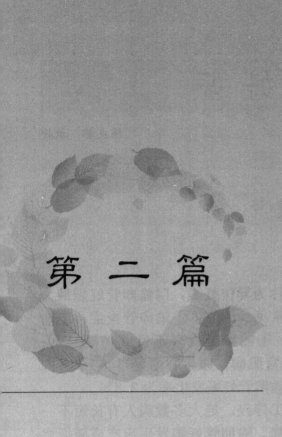

第 二 篇

产 科 疾 病

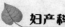

异 位 妊 娠

陈友葵　教授

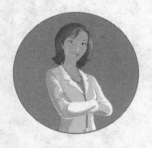 专家说病

　　受精卵在子宫腔外着床发育者称为异位妊娠，以输卵管妊娠最为常见，近年来发生率呈上升趋势。常见病因有：①输卵管炎症；②输卵管手术后；③放置宫内节育器；④输卵管发育不良或功能异常；⑤受精卵游走；⑥盆腔肿瘤（如子宫肌瘤、卵巢肿瘤等）；⑦子宫内膜异位症；⑧辅助生殖技术所致的输卵管妊娠发生率为2.8%。

　　该病的临床表现有以下几种：①停经。绝大多数病人有长短不一的停经史。②初始常表现为一侧腹痛。输卵管妊娠发生流产或破裂之前，常无腹痛，当发生输卵管流产或破裂时，病人突感一侧下腹部撕裂样疼痛伴肛门坠胀感，严重者常伴休克，甚至威胁生命。③阴道流血。血量不多，淋漓不止。④腹部检查。有内出血时，腹肌紧张，有明显压痛、反跳痛。内出血多时，叩诊有移动性浊音。⑤盆腔检查。举宫颈时一侧下腹疼痛，宫旁或直肠子宫陷凹有压痛、增厚或包块。

　　根据病史、体征、妇科检查，借助于尿妊免试验、血 β-HCG 测定、后穹窿穿刺、B 型超声检查以及腹腔镜检查，可协助诊断。早期诊断、早期杀胚、腹腔镜下采取保守性手术，可获良效。年轻尚未生育的妇女有望保留输卵管。一旦休克，应在纠正休克的同时立即采取手术治疗。

专家说保健

保持外阴清洁，注意性生活卫生和经期卫生、禁止经期性生活，是防治该病的重要环节。

避免各种可能导致外阴炎、阴道炎、盆腔炎的诱因，及时、彻底治疗急性盆腔炎，防止转为慢性。治疗期间避免性生活。

对于选择节育器避孕的妇女来说，应严格掌握适应证和放置时间。遇外阴、阴道、宫颈、附件、盆腔等炎症时，应先行治疗，治愈后再行放置。

早孕妇女做人工流产或药物流产时未见孕囊或绒毛时，应高度警惕子宫外孕的可能，及时到医院进一步检查，以明确诊断。育龄妇女，凡有短期停经史，出现阴道淋漓流血或不规则阴道出血者，应及时到正规医院妇产科检查，以防漏诊。

曾有盆腔炎、不孕史、宫外孕病史以及输卵管成形术史的育龄妇女，一旦妊娠，应警惕异位妊娠的可能。

男女双方良好的性道德、性行为，可预防泌尿、生殖系统炎症和性传播疾病的发生，进而防止该病的发生。

妊娠高血压疾病

成要平　教授

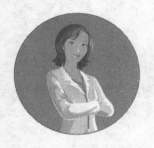

专家说病

　　妊娠高血压疾病是指妊娠期出现一过性高血压、蛋白尿等症状，在分娩后即消失。该病严重影响母婴健康，是孕产妇和围生儿发病率及死亡率上升的主要原因之一。

　　妊娠期首次出现高血压，血压≥140/90mmHg[①]，尿蛋白（一），产后 12 周恢复正常，称为妊娠期高血压，进一步加重即为子痫前期（轻度、重度）和子痫。子痫前期轻度，血压≥140/90mmHg，尿蛋白 300 毫克/24 小时或（＋），可伴有上腹部不适或头痛。子痫前期重度，血压≥160/110mmHg，尿蛋白≥2 克/24 小时或（＋＋），血肌酐＞10^6 微摩尔/升，血小板＜$100×10^9$/升，微血管病性溶血（血 LDH 升高），血清转氨酶 ALT 或 AST 升高，持续性头痛或其他脑神经症状或视觉障碍，持续性上腹部不适。子痫，即孕妇在下述状态下发生抽搐。

　　妊娠高血压疾病，特别是重度子痫前期或子痫，有可能使孕产妇发生胎盘早期剥离、脑出血、脑水肿、妊娠高血压性心脏病、凝血功能障碍、急性肾衰竭、产后出血及产后多脏器衰竭等并发症。该病可致胎儿宫内窘迫，胎儿宫内发育受限、死胎、死产或新生儿死亡等，应引起足够的重视。

---

　　①　1mmHg≈133 帕，后同。

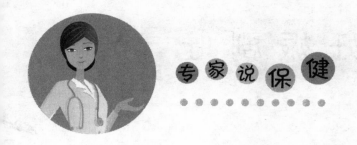

专家说保健

妊娠后保持平和的心态，定期进行产前检查。如果发现异常，应早期治疗，以预防该病的发生、发展。

怀孕前应了解自身的血压状况，即基础血压，有条件的家庭最好自备一个台式血压计或电子血压计，学会测量血压。从妊娠 20 周后每周测一次并记录下来，如果血压超过 140/90mmHg，或与基础血压相比收缩压升高 30mmHg，舒张压升高 15mmHg 以上，应及时到医院就诊，并做尿蛋白的检测。

家里可备一台体重秤，每周测量一次体重（晨起空腹测量），倘若一周内体重增加＞500 克，应予以重视。

每日早、中、晚静卧 1 小时观察胎动，将 3 小时胎动次数乘以 4，即为 12 小时胎动计数，如少于 10 次，需到医院进行胎儿电子监测。如果出现眼花、头痛等症状应立即就诊，必要时住院治疗。

增加产前检查的次数，密切注意病情变化，防止发展为子痫前期或子痫。注意休息、保障睡眠、左侧卧位，利于维持正常的子宫胎盘血液循环。摄入富含蛋白质、维生素、铁、钙、微量元素的食品。

妊 娠 剧 吐

张延丽　教授

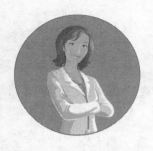

专家说病

　　妊娠剧吐（简称妊吐）多见于年轻初孕妇，是妊娠期特有的疾病。妊娠早期出现头晕、倦怠、择食、轻度恶心呕吐等症状，称早孕反应。又因恶心呕吐多在清晨空腹时较严重，故也称"晨吐"，一般不需特殊治疗。少数孕妇早孕反应严重，恶心呕吐频繁，不能进食，以致发生体液失衡及新陈代谢障碍，影响身体健康，甚至威胁孕妇生命时，称妊娠剧吐。

　　现代医学研究认为，妊娠剧吐与孕妇血中 HCG 水平增高以及个体差异、怀孕后的心理状态关系密切。尤其是精神紧张、恐惧、焦虑的孕妇，更容易发生，症状也重，也可能与感染幽门螺杆菌有关。

　　该病的临床表现为：早孕反应逐渐加重，呕吐频繁不能进食，呕吐物中有胆汁或咖啡样物；由于严重呕吐和长期饥饿，导致脱水及电解质紊乱、代谢性酸中毒、血容量不足。病人出现明显消瘦，极度疲乏，皮肤、黏膜干燥，脉搏增快；严重者肝、肾功能受损出现黄疸，尿量减少，尿比重增加，尿酮体阳性。如果病情继续发展，病人可出现意识障碍、危及生命。

　　根据病人病史、临床表现及妇科检查，测定血常规及血细胞比容、尿比重、尿酮体、二氧化碳结合力，以及血液中钾、钠、氯、尿素氮、肌酐等水平，可以确诊。

妊娠是每一位女性都可能经历的一种生理过程，在此期间，夫妇双方均应做好必要的心理、知识、物质准备。以平和的心态去面对这个阶段。

当孕妇发生妊娠剧吐时，丈夫及家人应给予安慰和支持，使其解除顾虑，克服紧张、焦虑、不安等情绪，保持乐观稳定的心态，保障充分的休息和睡眠，以利疾病的恢复。

若尿酮体阳性，通常应住院治疗，如静脉营养治疗、调节水电解质紊乱、纠正酸中毒、镇静止吐等。一般情况好转后，应进行适量活动。例如，户外散步、听听音乐、赏赏花鸟，做一些力所能及的工作分散一下注意力。

鼓励进食，选择喜爱的饮食，以高营养、高蛋白质、高维生素，易于消化的流质或半流质食物为主，增添新鲜水果、蔬菜，少量多餐为宜，忌食油炸、煎烤、动物内脏等食品。

经过治疗无效，酸中毒不能纠正，肝肾功能明显受损，且出现高热、持续黄疸等症状，应考虑终止妊娠。

自 然 流 产

土增荣　副教授　田秀珠　教授

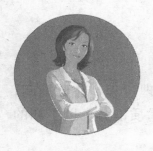

专家说病

　　凡妊娠不足 28 周，胎儿体重不足 1000 克终止者称流产。发生于妊娠 12 周前称早期流产，其特点是阴道出血在先，继而腹痛、排出组织块及胚胎。发生在妊娠 12 周至不足 28 周者称晚期流产，其特点与早期流产相似，腹痛在先，继而阴道出血，胎儿、胎盘相继排出。自然流产的发生率占全部妊娠的 15% 左右，多数为早期流产。

　　导致流产的病因非常复杂，最常见的为胚胎基因缺陷。早期自然流产时，胚胎染色体异常占 50%～60%，多为染色体数目异常，极少数不发生流产的胚胎可继续发育成胎儿，常伴功能异常或脏器畸形。环境因素、母体因素、免疫因素、胎盘内分泌因素、母体接触有毒有害物质、全身性疾病等，均可增加流产的概率。

　　按照发展的不同阶段，流产可分为：①先兆流产。妊娠 28 周前出现少量阴道流血，继而出现下腹痛，宫口未开，胎膜未破，妊娠物未排出，有希望继续妊娠。②难免流产。阴道出血量增多，阵发性下腹痛加剧，宫口已开大或已经破水，流产不可避免。③不全流产。此时妊娠产物已部分排出，仍有部分残留于宫腔内，影响子宫收缩，出血持续不止，严重时可发生休克。④完全流产。妊娠物已全部排出，阴道流血逐渐停止，腹痛也逐渐消失，是流产的最佳转归。

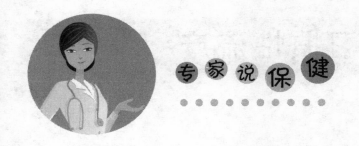

专家说保健

妊娠后应避免接触有毒有害物质，如砷、铅、苯、乙醇及放射线、噪声、低辐射损害、高温环境等。

妊娠前要进行妇科及全身疾病的检查，如果发现子宫畸形、盆腔肿瘤及全身性疾病，应经过必要的治疗后再妊娠，尽最大可能保障妊娠安全。

以平和愉悦的心态接纳妊娠，避免大惊、大喜、大悲、大怒。准爸爸、准妈妈都应学习有关妊娠、分娩、育儿的科普知识，在科学的指导下安度孕产期。

妊娠早期一旦出现阴道出血，不必惊慌失措，及时到正规医院就诊，确诊胚胎是否存活，应绝对卧床休息，禁忌性生活，必要时采用药物治疗，如维生素 E、黄体酮、烯丙雌醇片、绒毛膜促性腺激素等。经治疗，症状不缓解反而加重者，提示胚胎可能发育异常，需复查 B 超、测定 β-HCG。确定胚胎发育异常或死亡，应尽快终止妊娠。自然流产后，如果阴道持续淋漓出血，应警惕宫腔内残留部分妊娠物，尽早到医院进行清宫术，术后要服用抗生素预防感染。

发生过自然流产的夫妇，如果条件允许的话，可向遗传、优生学方面的专家咨询，并做必要的检查（如染色体、基因、抗磷脂抗体、血型等）。

习惯性流产

丁 琰 教授

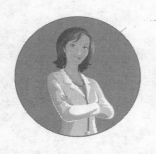

专家说病

妊娠于 28 周以前自然终止者谓之流产。连续发生两次或两次以上者称作习惯性流产，又称作复发性自然流产。

导致习惯性流产的常见原因有：①精子、卵子或受精卵染色体数目或结构异常。其中胚胎染色体异常占 50%～60%，夫妇染色体异常占 3.2%～3.5%。②子宫缺陷或疾病。先天性子宫发育过小、马鞍形子宫、子宫纵隔、双子宫、宫颈内口关闭不全、子宫肌瘤和宫腔粘连等。③内分泌异常。黄体功能不全、甲状腺功能异常、垂体泌乳素或肾上腺皮质激素分泌过多等。④某些感染性疾病，如巨细胞病毒、风疹病毒、单纯疱疹病毒Ⅱ型、支原体、衣原体、弓形体等。⑤免疫功能异常，母儿血型不合等。⑥过多接触砷、铅、苯、甲醇、氯丁二烯、氧化乙烯等化学物质，以及超量的射线暴露、严重的噪声污染、重体力劳动、创伤、频繁性交、营养缺乏、过量吸烟、酗酒、吸毒等。另有原因不明者占 40%。

了解月经史、历次自然或人工流产史、家族生育史以及饮食状况、生活习惯、工作环境、个人嗜好、有无全身疾病及子宫发育畸形、宫颈内口松弛等。结合基础体温、性激素水平、其他内分泌腺功能（甲状腺、肾上腺、垂体泌乳素）、B超、子宫输卵管造影或宫腔镜检查、男方精液检查、血型、抗磷脂抗体以及有关病毒、弓形体抗体检查，明确病因，对因治疗。

保持平和、愉悦的心态，避免紧张、焦虑、恐惧、急切的心理；增强体质，劳逸结合，注意营养，不嗜烟酒，养成良好的生活习惯，营造健康无害的生活环境。

自然流产后应及时查找原因，进行必要的治疗，在下次怀孕前尽量排除各种不利因素。两次妊娠间隔不小于一年。若夫妇一方为染色体同源易位时，其子代可出现严重的先天畸形，建议不再生育。

计划怀孕时，男女双方应做相应准备，如断烟、戒酒，尽量避免生病、用药。必须药物治疗时，应向产科或优生学专家咨询，严格选择药品种类、注意剂量及用药时间。再次怀孕后，卧床休息时限应坚持超过既往流产的妊周，全孕期避免性生活。

注意气温变化，预防细菌、病毒感染，尽量不接触病人，不在公共场合逗留、不宜在新装修的房间内居住，避免辐射伤害。

怀孕后可在医生指导下服用维生素 E、保胎的中药等。确定为孕激素缺乏者，可用黄体酮。如果为宫颈内口关闭不全者，可于妊娠 12～18 周行宫颈内口环扎手术，至分娩时拆除。

早　产

李翘竹　教授

专家说病

　　妊娠 28～37 足周分娩称为早产，其间娩出的新生儿称为早产儿，出生体重为 1000～2499 克。

　　引起早产的原因很多，如合并全身急、慢性疾病，子宫发育不良，子宫畸形，子宫颈内口松弛症，宫内感染，多胎妊娠或羊水过多，年龄小于 18 岁或大于 40 岁，吸烟、吸毒、酗酒等均能诱发早产。另外还有某些严重的产科并发症，如前置胎盘、胎盘早剥、妊娠高血压疾病及胎盘功能不全等也可引起早产。还有为保障母儿安全，不得不提前终止妊娠，造成"医源性早产"。

　　临床表现不规则腹痛，伴阴道少量血性分泌物是早产先兆。若子宫收缩逐渐加剧，宫口逐渐开大、破水，则早产不可避免，其分娩过程与足月相似，对母体没有太大的危害，主要问题在早产儿。早产儿的各个脏器尚未发育成熟，对外界环境的适应能力差，患病率和死亡率均较足月儿明显增高。早产儿突出表现为肺发育不成熟，肺泡 II 型细胞分泌的表面活性物质减少，不足以维持肺泡的正常张力，肺泡塌陷，导致呼吸窘迫综合征，发生严重的呼吸困难而死亡。另外，早产儿还易发生硬肿症、自然出血、坏死性小肠结肠炎及其他感染性疾患，这些都严重威胁早产儿的生命。

专家说保健

妊娠 28～37 周内若发生逐渐加剧的腹痛或阴道出血，应尽快到医院就诊。若为早产先兆，应住院保胎治疗，绝对卧床休息，在医生指导下应用镇静剂、宫缩抑制剂，尽量遏制早产发生。必要时医生应视情况给予糖皮质激素类药物，促使胎儿肺成熟，以提高早产儿的存活率。

早产高危人群（如前所述），除积极治疗外，妊娠期间应保持乐观、平和的心态，多卧床休息，禁止性生活。停止吸烟、饮酒，绝对戒断毒品。

如有多次流产、早产史，经检查诊断为宫颈内口松弛症者，应在怀孕 14～16 周就诊，施"宫颈环扎术"，促使子宫颈内口闭合，防止早产，待妊娠足月或分娩开始前拆除缝线。

滴虫性阴道炎、支原体感染、衣原体感染及细菌性阴道病均能引发羊膜绒毛膜炎，易发生胎膜早破，进而引发早产，应积极治疗上述炎症。

早产儿尤其体重低的早产儿，存活率低下，治疗和护理应格外精心，置入暖箱，调节适宜的温度、湿度，保障足够的营养和氧气，必要时鼻饲或滴管喂养，严防感染。

过 期 妊 娠

李翘竹　教授

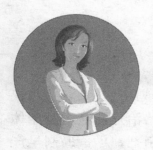

专家说病

　　正常妊娠时限，通常从末次月经第一天算起平均为40周，在妊娠38～42周内分娩者占80％以上。如果妊娠时限达到或超过42周尚未分娩者，称为过期妊娠。妊娠过期的确切原因尚不清楚，可能与孕妇血中雌激素水平低、头盆不称、胎儿发育异常、遗传等因素有关。

　　过期妊娠的主要病理变化是胎盘老化。胎盘一般在妊娠41周后停止生长，42周后出现退行性变，胎盘上可见梗死区及钙化斑块，渐进性加重，趋向老化，各种功能逐渐减退。胎儿得不到充足的氧气及营养物质，处于慢性缺氧状态，停止生长发育，日渐瘦弱，出现"胎儿成熟障碍综合征"。娩出的新生儿呈"小老人"状，身体瘦长，皮肤干燥、松弛、皱褶，指（趾）甲过长，皮肤常被胎粪污染为黄绿色。宫内严重缺氧时，可造成胎儿窘迫，胎死宫内，新生儿窒息、死亡等。

　　部分胎盘不老化者，胎儿继续生长发育，成为巨大儿（体重超过4000克），常引起相对头盆不称、产程延长、滞产，增加手术分娩的概率，胎头损伤、产后出血、感染的机会也相应增加。综上所述，过期妊娠不论胎盘是否老化，对母婴来讲都是有害的，应力戒妊娠过期。

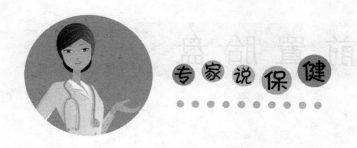

专家说保健

过期妊娠，除了对母体不利外，其主要危害是殃及胎儿、新生儿。因此，准确判断妊娠时限至关重要。应将有关情况，如末次月经来潮的日期，出现早妊反应的天数，最早确定为妊娠的时间及方法，感觉胎动的月份，产前检查的情况以及 B 超检查的提示等，提供给产科医生，请医生协助判断妊娠是否过期，以便决定妊娠是否需终止。

学会计算预产期。平素月经规律的妇女（周期为 28～30 天），末次月经来潮第一天的月份＋9 或－3，日数＋7，视为预产期。月经不规律、末次月经记忆不清或在哺乳期闭经的基础上怀孕时，预产期往往难以准确判定，可参考胎儿大小、羊水多少、胎盘成熟程度、胎盘功能状况等综合判断，避免过早干预，娩出未成熟儿。

自测胎动，加强对胎儿宫内状态的监测。每日早、中、晚静卧床上 1 小时自测胎动，3 次之和乘以 4，视为 12 小时胎动计数，应在 10 次以上，若胎动减少应立即就诊，进一步进行各种检查，确定诊断，适时终止妊娠。

前 置 胎 盘

李翘竹　教授

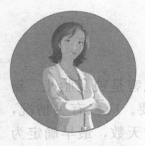 **专家说病**

正常情况下，胎盘附着于子宫体部后壁、前壁或侧壁。倘若妊娠28周后胎盘附着于子宫下段，甚至达到或覆盖宫颈内口，称前置胎盘。妊娠晚期前置胎盘会引起反复无痛性阴道出血，出血多时可危及母儿生命。前置胎盘是产科严重的并发症之一。

前置胎盘可能与下列因素有关：①子宫内膜病变与损伤，如产褥感染、多产、人工流产、引产、刮宫、剖宫产等引起子宫内膜炎、内膜受损；②胎盘面积过大，如双胎胎盘；③胎盘形态异常，如副胎盘、膜状胎盘；④受精卵延迟发育，运送至子宫下段时方具有着床能力等。

出血症状的早晚、出血量的多少，与前置胎盘的类型有关。覆盖子宫颈内口的中央性前置胎盘，出血早，出血量多，后果最为严重。仅仅附着于子宫下段未超越子宫颈口的前置胎盘，症状最轻，有时仅在分娩开始有出血，出血量一般较少。部分覆盖子宫颈内口的前置胎盘其出血时间、症状与出血量，介于两者之间。

反复出血可致贫血，大量出血可致休克。有时为遏制出血，抢救休克，不得不在胎儿未成熟的情况下终止妊娠，早产及围产儿死亡的概率因此而增加。

专家说保健

多胎、多产、多次刮宫、子宫内膜炎症等，均有可能造成子宫内膜炎症及损伤，致使胎盘在宫体部内膜摄取不到足够的养分，而向下延伸至子宫下段导致该病。做好计划生育，采取有效的避孕措施，避免多次妊娠、反复人工流产是预防该病的关键。

妊娠晚期如果发生无痛性阴道出血，应立即到医院就诊。B超检查可以帮助胎盘定位，确诊为前置胎盘者应卧床休息，不做内诊检查，避免性生活，必要时提前住院，严密观察。采取措施抑制子宫收缩，止血、补血，期待胎儿进一步发育，胎龄越大，胎儿成活的概率越高。

如果在妊娠早、中期B超检查发现胎盘位置偏低，但无出血症状，不必紧张，胎盘的位置可随孕周的增加而逐渐上移。定期在医生指导下复查，就能证实是否存在真正意义上的前置胎盘。

预先了解自己的血型和肝脏功能状况，以备接受输血。一旦发生多量阴道出血，为了保证孕妇的生命安全，不论孕周大小，胎儿是否成熟均应立即终止妊娠，分娩方式可由医生决定。

胎 盘 早 剥

李翘竹 教授

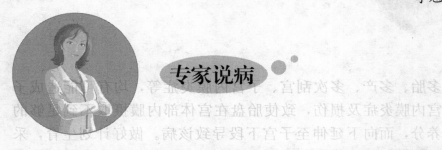

专家说病

正常情况下，胎盘应在胎儿娩出之后从子宫壁剥离娩出，倘若在妊娠 20 周后或分娩期，正常位置的胎盘在胎儿娩出之前就有部分或全部从子宫壁剥离，谓之胎盘早剥。胎盘早剥往往起病急、进展快，处理不及时可危及母儿生命。

患有全身性血管病变的孕产妇，血管硬化、脆性增加，容易破裂出血，在胎盘与子宫壁之间形成血肿，使胎盘剥离。例如，妊娠高血压疾病、高血压、慢性肾炎、腹部外伤、徒手转胎位、双胎第一胎儿娩出之后子宫腔内压力突然改变，以及长时间仰卧导致子宫静脉压升高等，均易导致胎盘早剥。

胎盘早剥时，孕妇突然感觉剧烈的持续性腹痛，面色苍白、出汗、脉搏细弱；胎盘剥离面积大时，可迅速出现血压下降、休克等征象，休克程度与阴道出血量不成比例。胎盘早剥处理不及时可引起严重的并发症，如凝血功能障碍、急性肾衰竭、血液侵蚀子宫肌壁，使子宫肌层坏死变性失去收缩能力，导致难以控制的产后大出血。孕产妇往往死于这些严重的并发症。当胎盘早剥面积超过 1/2时，多造成胎儿宫内死亡。在抢救休克的同时，尽快终止妊娠是治疗该病的原则。

专家说保健

在妊娠期应加强产前检查，积极防治妊娠高血压疾病、高血压病、慢性肾炎等，防止血管病变进一步恶化，减少胎盘早剥发生的可能。

妊娠晚期应避免长时间的仰卧位，仰卧位时增大的子宫压迫在腹后壁走行的大血管上，使血液回流不畅，子宫血管压力增高，容易诱发胎盘早剥。孕妇的最佳卧姿应为左侧卧位。

妊娠后期，胎儿逐渐长大，孕妇行动不甚方便，尤其雨、雪天气出行时，应格外小心，当心滑倒，避免腹部受到意外撞击。

胎位不正时一定要到正规医院，请有经验的医生决定是否适宜做外倒转术，以免倒转胎儿时牵拉脐带，造成胎盘早剥。

妊娠晚期一旦发生剧烈腹痛，伴有或不伴有阴道出血，要尽快到医院就诊。时间就是生命，重症胎盘早剥须及时终止妊娠，以减少或避免一系列危及母儿生命安全的并发症，将对母儿的危险降至最低。

羊 水 过 多

李翘竹 教授

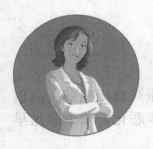

专家说病

　　充满羊膜腔内的液体称羊水。羊水量随妊周的增加逐渐增多，38周时约 1000 毫升，此后逐渐减少，至足月时约为 800 毫升。在妊娠的任何时期羊水量超过 2000 毫升，称为羊水过多。

　　羊水过多分为急性与慢性。急性羊水过多时，孕妇子宫在短时间内急剧增大，自觉腹部憋胀、疼痛，增大的子宫使膈肌高举压迫胸腔，孕妇感觉呼吸困难，严重时为强迫体位（半卧位），不能平卧。慢性羊水过多，羊水增长速度较缓慢，症状较轻微。

　　羊水过多常见于胎儿畸形。例如，无脑儿、脑脊膜膨出、脊柱裂等，暴露的脑脊膜渗出液增多；脑垂体缺如，抗利尿激素匮乏，胎儿尿液增加（胎儿尿为羊水的主要来源）；消化道畸形，导致胎儿吞咽羊水的功能发生障碍，进而影响羊水代谢等。另外多胎妊娠、妊娠合并糖尿病及母婴血型不合时，也可并发羊水过多。

　　如果羊水过多，产前检查可发现子宫大于妊娠月份，触诊子宫张力较大，胎体不清楚，听诊胎心较遥远。B 超检查可见羊水平段明显增大，同时尚可分辨多胎或畸形。分娩时应注意收集羊水，可以比较准确地测量羊水总量。

专家说保健

了解子宫增长的规律性很有必要，以触及子宫底的高度为指标，一般孕 12 周末在耻骨联合上方 1～2 横指处，16 周末在脐耻之间，20 周末在脐下 1～2 横指，24 周末在脐上 1 横指，28 周末在脐上 3 横指，32 周末在剑突与脐之间，36 周末在剑突下 2 横指，40 周末又稍稍下降。若子宫增长迅速，子宫底位置明显高于以上标准时，应及时到医院就诊，进一步了解胎儿及羊水情况。

B 超检查可发现胎儿的大体畸形，采母血、抽取羊水可测定甲胎蛋白含量，若明显升高，也有胎儿畸形的可能。羊水过多伴有胎儿畸形时，应及时终止妊娠。

慢性羊水过多，胎儿未见畸形，症状比较轻微可以在医生监控下继续妊娠。注意休息、低盐饮食，可用少量利尿剂脱水治疗。如果每周体重增加多于 500 克时，应及时就诊。

为预防开放性神经管畸形，准备怀孕前即在医生指导下服用斯利安（小剂量叶酸片），每天 1 片，服用至妊娠 3 个月后停药，可以大幅度降低开放性神经管畸形的发生率。

羊 水 过 少

李翘竹 教授

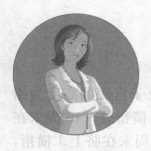

专家说病

妊娠晚期羊水量少于 300 毫升者称之羊水过少。羊水过少的病因尚未完全阐明，临床上多见于以下情况：①过期妊娠，胎盘功能渐进性减退，羊水量明显减少，可少至 300 毫升以下；②妊娠晚期胎儿尿为羊水的主要来源，当胎儿伴有泌尿系畸形，排尿量减少时也可导致羊水过少。其他如胎儿宫内慢性缺氧，伴有宫内生长迟缓时，往往也伴有羊水过少。羊水过少时围产儿的死亡率明显增高，应引起足够的重视。

羊水过少，孕妇多无明显症状，产前检查时可发现腹围、宫高小于妊周，B超检查羊水平段≤2 厘米（≤1 厘米为严重羊水过少）。分娩期破水后流出的羊水总量＜300 毫升可最后确诊。羊水过少时宫壁、胎盘与胎体间接触紧密，没有足够的羊水做缓冲，分娩开始后宫缩压力对胎盘循环影响较大，常出现胎心率异常，严重时可造成胎儿死亡。胎儿发生宫内窘迫时肛门括约肌松弛，胎粪排入羊水中，使羊水变得混浊、黏稠，呈黄绿色。胎儿吸入胎粪污染的羊水后，胎粪颗粒可阻塞胎儿的支气管，胎儿出生后发生新生儿窒息。如果胎粪吸入量较多、吸入较深，新生儿常表现为难以抢救的重度窒息，是导致新生儿死亡的重要原因之一。

> 定期产前检查，测量腹围和子宫的高度，结合 B 超判断羊水量。发现羊水过少，同时伴有胎儿畸形者，应终止妊娠。孕妇和家人也可以观察子宫增长的情况，出现异常，随时就诊。

> 妊娠延期（≥41 周）后应住院，由医生详细核对预产期后，认真评价胎儿宫内状态及胎盘功能，适时终止妊娠。避免过期妊娠，可减少羊水过少的发生率。

> 妊娠期注意预防感染，积极治疗妊娠高血压综合征、心脏病、高血压病等，改善胎盘功能，防止胎儿宫内窘迫。

> 羊水过少时应住院分娩，选择产科、儿科条件好的医院，除外胎儿畸形后，建议采用剖宫产结束分娩，可提高新生儿存活率。分娩时一定要做好新生儿窒息的抢救工作。

> 近年来也有应用羊膜腔内输液的方法治疗羊水过少的报道，将导管放入羊膜腔，缓缓注入 37℃ 的生理盐水，扩大羊膜腔的容量，缓解胎盘和脐带受压的状况，减少胎儿宫内窘迫，提高阴道分娩的成功率。

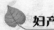

巨 大 胎 儿

李翘竹　教授

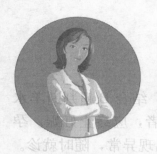

专家说病

正常足月胎儿，平均体重在 3000 克左右，当胎儿体重达到或超过 4000 克时，称为巨大胎儿。随着生活水平的不断提高，巨大胎儿的发生率呈上升趋势。父母身材高大、多胎经产、营养过剩、过期妊娠、妊娠合并糖尿病等是巨大胎儿的好发因素。

孩子以健康、健全为好，宫内生长巨大，对母婴来讲都没好处。巨大儿常因胎头过大，相对头盆不称，产程中胎头迟迟不能入盆，导致梗阻性难产，剖宫产分娩的概率明显增加，若居住地区偏远、就医条件较差，尚有发生子宫破裂、母婴双亡的危险。

巨大胎儿阴道分娩时，胎头会受到过度挤压，或产钳助产，或胎头吸引术助产，或肩娩出困难，均有可能引发新生儿颅内出血、重度窒息、骨折、神经损害、软组织损伤等严重并发症。糖尿病产妇分娩的巨大儿因受母亲糖尿病的影响，出生后可发生反应性低血糖及新生儿呼吸窘迫综合征，死亡率增高。

不论剖宫产或阴道助产，各种并发症，如产道裂伤（外阴、阴道、宫颈甚至肛门括约肌裂伤），以及术后出血与感染的概率均相应增加。又由于子宫壁的过度伸展，产后子宫收缩不良，特别容易发生宫缩乏力性产后出血、产褥期感染等。

专家说保健

> 孕妇膳食应科学、均衡、合理。进食富含蛋白质的食物以及适量的谷类、脂肪、维生素、矿物质等，如肉、蛋、鱼、虾、牛乳、豆制品、多种蔬菜与水果。副食要荤素搭配、主食粗细搭配，避免营养失衡或过剩。妊娠后期每周体重增长以不大于 500 克为宜。

> 有糖尿病病史或妊娠后发现患有糖尿病的孕妇，应加强孕期保健，在产科和内分泌科医师共同监护下，将血糖控制在适当的水平。胎儿成熟后适时终止妊娠，以减少巨大儿及新生儿并发症。

> 妊娠中、晚期不宜仰卧位。因较长时间仰卧位时，重、大的子宫压迫下腔静脉，影响血液回流，孕妇出现仰卧位低血压综合征，感觉头昏、恶心、胸闷、气短、面色苍白、血压下降等症。

> 妊娠已超过预产期，应及时咨询产科医师，适时终止妊娠。单胎足月妊娠，若腹围大于 100 厘米，宫高超过 40 厘米，胎头双顶径超过 10 厘米，巨大胎儿的可能较大。怀有巨大胎儿的孕妇必须到有手术条件的医院住院分娩，并做好接受手术生产的思想及物质准备。

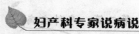

双 胎 妊 娠

李翘竹 教授

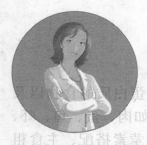

专家说病

当一次妊娠怀有两个胎儿时称为双胎妊娠。两个卵子分别受精、同时发育形成的双胎为双卵双胎;由一个受精卵分裂而成的双胎为单卵双胎。双胎的发生和遗传因素有关。近年来促排卵技术的应用,也使双胎的发生率明显增高。双胎妊娠孕妇早妊期反应较重,恶心、呕吐频繁,有时需要住院治疗;子宫增长较快,明显大于妊娠月龄;触诊时触及较多肢体,可扪及三个胎极和听诊时在子宫不同的部位听到两个频率不同的胎心,相差 10 次/分钟以上,应考虑为双胎。孕早期B超即可发现两个孕囊,中晚期可以发现两个胎体及胎头。

双胎妊娠与单胎妊娠相比并发症多、危险性大,早产与胎膜早破的发生率明显增加,贫血、妊娠期高血压疾病、羊水过多等产科并发症的发生率也相对增高。分娩时,若第一胎儿为臀先露,第二胎儿为头先露时可能发生胎头交锁;两个头先露的胎儿在骨盆入口争相入盆可造成"胎头碰撞",致使入盆困难。另外,如单卵双胎时,两个胎儿的胎盘循环相通,当动静脉吻合支增多时,可导致血液循环不平衡,出现"双胎输血综合征",即一个胎儿输血给另一胎儿,受血者生长发育较快,体重较大,但往往因心脏负担过重而导致心力衰竭;输血者生长迟缓甚至宫内死亡。双胎妊娠,极易发生产后出血及产褥感染。双胎妊娠一经确诊,应给予足够的重视。

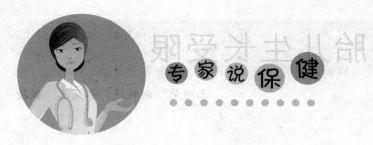

专家说保健

双胎妊娠需加强产前保健，及时发现妊娠并发症，争取早期治疗。加强营养，保证足够的热量，在医生指导下，适当补充铁剂、钙剂、维生素等，防治贫血。以利安全度过妊娠和分娩期。

妊娠期不宜劳累，7个月后应停止工作，卧床休息，以增加子宫的血液灌注，减少对宫颈的压力，减缓宫颈缩短及扩张，预防早产的发生。卧姿宜采取左侧卧位，一则可以纠正妊娠时向右侧旋转的子宫，改善子宫、胎盘的供血状况，二则可以避免增大的子宫压迫下腔静脉，引发仰卧位低血压综合征，影响胎儿供氧。

妊娠后期应避免性生活。出现早产先兆征象时，应立即到医院就诊，必要时入院保胎治疗，在医生的指导下采用镇静剂、宫缩抑制剂等。

选择条件好的医院住院分娩，该医院应具有剖宫产、阴道手术助产、及时输血的条件，并设有新生儿科，能够很好地护理、治疗早产儿、低体重儿及其他新生儿疾病。

分娩方式要根据孕母的全身及骨产道、软产道情况以及两个胎儿的胎方位等具体条件由产科医师提出建议。

胎儿生长受限

土增荣　副教授　郭述真　教授

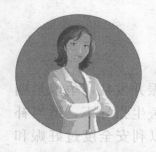

专家说病

　　胎儿生长受限（FGR），是指孕 37 周后，胎儿出生体重小于 2500 克，其死亡率为正常儿的 4～6 倍，儿童期及青春期的体能与智力发育，也将受到影响。

　　胎儿生长受限病因多而复杂，最常见的有以下几类：①胎儿先天异常及胎儿遗传性疾病，如 21-、18-或 13-三体综合征、特纳综合征。②营养因素。由于孕妇偏食或妊娠剧吐致使摄入蛋白质及维生素不足。③病理妊娠、妊娠高血压综合征、多胎妊娠、前置胎盘、胎盘早剥等疾病。④妊娠并发症，心脏病、慢性高血压、肾炎、贫血等，使胎盘血流量减少，灌注不足。⑤其他因素。孕妇年龄较大、体态瘦小、吸烟、酗酒等。另外，还有胎盘、脐带因素，胎盘异常，脐带过长、过细、扭转、打结等，均为该病的易发因素。

　　胎儿生长受限分为三类：内因性均称型，是原发性宫内发育迟缓，抑制生长的因素作用在受孕时或妊娠早期，胎儿身长、体重、头径均匀性小于正常孕龄胎儿；外因性不均称型，是继发性生长发育不良，孕早期胚胎发育正常，晚期因受到有害因素的影响，身长、头径与孕龄相符，体重偏低；外因性均称型，为上述两型之混合型，多由母儿双方的影响引起。

专家说保健

加强产前检查，定期测量宫高、腹围、体重，用妊娠图进行孕期监护，孕 16 周时 B 超监测胎儿各种径线，如双顶径、股骨长等，以此作为胎儿生长发育的基线。如果发现胎儿生长受限，可在胎儿期进行治疗，以免后遗症的发生。

患有遗传性疾病的妇女是否可以妊娠，应认真听取遗传学和妇产科专家的意见。患有心脏病、高血压、肾炎、肝炎等疾病时，一定要积极治疗，待疾病稳定后再考虑妊娠。

孕期要均衡膳食，保障营养，注意休息，避免接触有害有毒物质，禁烟忌酒。尽量不出入或少出入公共场所，以防感染疾病。平时应取左侧卧位，改善子宫胎盘血液循环，必要时吸氧，在医生指导下服用多种氨基酸、阿司匹林、叶酸、维生素 C、维生素 E、维生素 B 族等类药物。

如果经治疗后，胎儿发育迟缓未见好转，羊水量逐渐减少，胎儿停止生长 3 周以上，孕妇自觉胎动明显减少，或妊娠并发症、并发症难以控制，病情逐渐加重，为保障母婴安全应尽快到医院终止妊娠。

胎儿先天畸形

李翘竹　教授

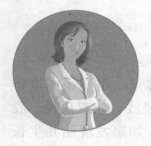

专家说病

我国胎儿先天畸形的发生率为 13‰左右，其种类很多，如无脑儿、脑积水、脊柱裂、脑脊膜膨出、唇裂、腭裂、先天性心脏病、21-三体综合征、腹裂、肠膨出、短肢、连体畸形等。

诱发胎儿先天畸形的原因很多，尤其妊娠早期，是胚胎主要组织器官分化形成的时期，任何有害因素的影响，都可能造成胎儿的畸形。例如，病毒感染，流感、风疹、疱疹、巨细胞病毒等；放射与辐射损害；服用某些致畸类药物；接触农药、重金属、苯酚等有害物质；环境、空气、水源、食物污染等；营养不良、维生素、微量元素缺乏以及遗传因素等。

严重的畸形，是造成胎儿及新生儿死亡的重要原因之一。某些畸形儿虽然有生存能力，如 21-三体综合征患儿，体表无明显缺损，但智力低下；先天性心脏病，生存质量很差。上述畸形均成为家庭和社会的严重负担。某些外在可见的畸形，如脑积水、连体畸形等，易造成梗阻性难产，若处理不当会造成子宫破裂或严重软产道裂伤，直接威胁母儿生命安全。认真做好孕期保健，定期进行产前检查，是发现畸形胎儿，及早终止妊娠的重要途径。避免接触有毒、有害物质，是预防胎儿发生畸形的关键。

专 家 说 保 健

> 早孕期尽量不到人群密集的地方，如聚会、宴会、电影院、剧场、歌厅、舞厅等。根据季节变换、天气变化，随时增减衣服，尽量避免感冒，预防病毒感染。

> 妊娠期患病，应在医生指导下用药，忌用有致畸作用、对胎儿有害的药物。但孕妇患病，因害怕用药而讳疾忌医也是错误的。疾病得不到及时治疗，同样对胎儿有害，某些疾病发展到严重程度，将殃及母儿两个人的生命安全。

> 研究表明，开放性神经管畸形，可能与叶酸缺乏有关。目前主张婚后计划怀孕前 3 个月及孕后头 3 个月每天服用斯利安（小剂量叶酸）0.4 毫克。以往曾生过开放性神经管畸形儿的产妇，再次妊娠前后也需按上法服用斯利安，并常规检查甲胎蛋白。

> 年龄≥35 岁的高龄初产妇，应到医院做产前诊断，在妊娠早期取绒毛或在妊娠中期羊膜腔穿刺取羊水做细胞培养，进行染色体分析，以检查是否存在胎儿异常。

> 每个孕妇，在妊娠早、中期应做两次常规 B 超检查，以筛查是否是畸形胎儿。如果胎儿存在畸形，应争取在孕 28 周前终止妊娠，以减少围生儿死亡率，减轻孕妇的负担与痛苦。

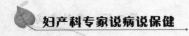

死　胎

李翘竹　教授

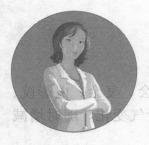

专家说病

　　妊娠 5 个月（20 周）后，胎儿宫内死亡称为死胎。导致死胎的常见原因有以下几类：①母体因素。母体有严重的心脏病、肾病、高血压、糖尿病、妊娠高血压疾病、急性传染病、高烧、休克等，母体血液供氧不足，进而导致胎儿宫内缺氧，严重时造成胎儿宫内死亡。感染疾病时，细菌、病毒的毒素通过胎盘损害胎儿。母、儿免疫因素也可造成死胎。②胎儿因素。胎儿发育异常、先天畸形、宫内感染及母儿血型不合。③附属物异常。连接母体与胎儿的胎盘和脐带异常，如严重的胎盘功能不全，脐带打结、扭曲、缠绕造成的血流阻断可造成胎儿宫内死亡。

　　胎儿在宫内死亡前可表现胎心和胎动的异常，宫内缺氧时胎心加快，严重时胎心减缓，胎动减少直至消失。胎儿宫内急性缺氧时表现胎动明显增多或躁动，继而减少，最终消失。胎儿多在胎动消失 12～24 小时内死亡。胎儿宫内死亡后，子宫停止增长并逐渐缩小，结合孕妇主诉，经临床触诊、听诊、B 超检查，可发现胎动、胎心消失，最后明确诊断。

　　死胎在子宫腔内停留过久，变性坏死的胎盘组织释放凝血活酶进入母血循环，引起弥散性血管内凝血，造成大量凝血因子的消耗，使母体发生严重的凝血功能障碍，分娩后引起难以控制的大出血、失血性休克，严重时殃及母体生命。

专家说保健

积极防治妊娠并发症（心脏病、肝病、肾病、高血压等）与并发症，如妊娠高血压疾病等，防止其发生或遏制病情恶化，提高母血的携氧能力，改善胎盘功能，预防胎死宫内。

孕妇 Rh 因子阴性而丈夫为阳性、夫妇 ABO 血型不合，母儿发生血型不合的概率较大，应避免第一胎人流。人工流产时可能损伤宫壁，胎儿血由此进入母体血液成为抗原，使母体产生抗体，在下次妊娠时，则可能引起胎儿溶血反应，严重时造成死胎。

妊娠时通过产前检查及自我监护（数胎动），不断了解胎盘功能及胎儿宫内状态，一旦发现有胎儿宫内缺氧的征象，应及时就诊，采取间断吸氧、营养支持等措施，改善胎儿供氧状况。若发现胎儿畸形，则应终止妊娠。

妊娠至晚期，特别是在 34～35 周之后，胎儿已基本成熟。如果出现宫内缺氧征象时，建议短时观察，不易纠正时尽快终止妊娠，使胎儿尽早脱离宫内的缺氧环境。

胎动、胎心消失，经临床或 B 超检查，已确定死胎者应及时引产，避免死胎在宫内滞留过久引起母体凝血功能障碍，发生难以遏制的大出血，造成生命危险。

胎 儿 窘 迫

李翘竹　教授

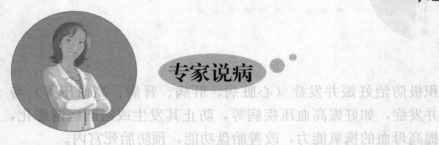

专家说病

　　胎儿在母体子宫内由某些原因引起而处于慢性或急性缺氧状态，称为胎儿窘迫。

　　引起胎儿窘迫的常见原因有：①孕妇患有严重的心脏病、贫血、呼吸系统疾病、发热、吸烟或被动吸烟等，不能为胎儿提供充足的氧气；②孕妇合并慢性高血压、糖尿病、慢性肾炎、妊娠高血压疾病、过期妊娠时，胎盘常发生退行性变化，功能减退、血流量降低、输氧功能下降；③脐带是联结胎儿与胎盘的纽带，脐带内有脐血管通行，当脐带发生打结、扭曲、缠绕、脱垂时，脐带血液受阻可导致胎儿缺氧，当脐带急性受压，血流完全阻断时，胎儿可在数分钟内死亡；④胎儿自身心血管系统先天畸形等。

　　胎儿窘迫的主要征象是胎心率异常，胎动减少或消失。正常胎心率120～160次/分钟。胎儿在窘迫的初期胎心率常代偿性增快，快于160次/分钟；缺氧严重时胎心率减慢，少于120次/分钟，以至逐渐消失而死亡。胎动停止12～48小时，胎心消失，胎儿死亡。B超、多普勒胎心仪实时胎心电子监护、电子远程监护以及羊膜镜检查，可以了解胎心及羊水、胎盘等情况，均有助于诊断。

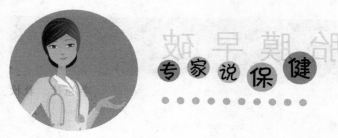

专家说保健

孕妇，特别是有妊娠并发症的孕妇，应加强产前保健，遵医嘱定时到医院进行检查，有效地进行治疗，注意及时发现胎儿宫内窘迫，尽早采取有效的措施。

妊娠晚期应掌握自我监护的方法，自测胎动，每天早、中、晚各 1 小时数胎动，3 次计数相加，再乘以 4，即为 12 小时胎动计数。若 12 小时胎动计数小于 10～12 次，或胎动计数明显低于平时的数值，均提示胎儿可能有宫内窘迫，应及时就医。

可以利用电子远程监护方法监测胎儿在宫内的情况。孕妇只要将监护终端——胎心监测探头带回去，就可以在家天天自己听胎心，有疑问时，经电话与医院产房的监护中心联系，医院便可接收反馈信息，并描记胎心曲线，将分析的结果、胎心是否正常以及处理意见，及时告诉孕妇或家人。

胎儿窘迫可以通过孕妇间断吸氧、左侧卧位、治疗全身疾患等得到改善。在胎儿成熟后及时终止妊娠使胎儿脱离缺氧的宫内环境。

胎膜早破

李翘竹　教授

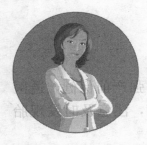

专家说病

　　胎膜紧贴子宫腔内壁形成一个完整的囊腔，称羊膜腔。胎儿生存其内，周围羊水包绕，形成良好的缓冲带和保护屏障。完整的胎膜还可防止来自阴道的上行性感染。胎膜破裂发生在分娩开始后，宫口接近开全或开全时，倘若胎膜破裂发生于分娩发动之前，即为胎膜早破。

　　胎膜早破的常见因素有：①孕妇营养不良，饮食中缺少铜、锌等微量元素，维生素C缺乏等，可使胎膜弹性降低、脆性增加，易在其他因素影响下发生破裂。②感染是诱发胎膜早破的又一重要原因。宫颈及阴道穹窿部多种病原体，如细菌、病毒、沙眼衣原体、支原体等感染均能波及胎膜，使胎膜的强度降低。③病原体毒素还可诱导子宫局部产生前列腺素，引起宫缩，使宫内压增加，发生胎膜早破。④头盆不称、胎位异常、创伤、妊娠后期性交、宫颈内口松弛、多胎及羊水过多致使羊膜囊张力过大，或胎先露与宫壁间有空隙，流入前羊水囊的羊水量逐渐增多，局部压力增大发生胎膜早破。

　　破水后孕妇突然感觉阴道流水。破水后宫腔与外界交通，极易引起宫内感染、胎儿宫内窘迫、脐带脱垂及早产，用特定的方法，可以检测流出物是否为羊水。胎膜已破时如果处理不及时，孕妇可发生发热、白细胞升高，对母婴造成不良影响。

专家说保健

妊娠期自觉阴道流水应及时到医院就诊。有时胎膜破口小、位置高，症状不明显，破水后仅感阴道湿润，分泌物较多，此时应主动就诊，做必要的辅助检查，如试纸测试阴道分泌物的酸碱度、涂片镜检等。若阴道排液偏碱性、镜下可见到羊水结晶、胎儿毳毛、皮肤脱落细胞等，可以确定诊断。

破水后，若妊娠已足月或接近足月，宫颈已成熟，多在 12 小时内自然临产。不能自然临产者，原则上应住院引产，尽快终止妊娠，加用抗生素预防感染，以免造成严重的羊膜腔感染，殃及母婴。

妊娠未足月、胎儿未成熟发生胎膜早破者，应及时住院、严密观察，如果无异常发现可期待 48～72 小时，最长不得超过 1 周。此间用糖皮质激素促胎儿肺成熟，以提高早产儿的成活率。保持孕妇外阴清洁，会阴垫须消毒，选用抗生素预防感染。一旦孕妇出现体温升高、脉快、白细胞增多等感染征象时，应及时终止妊娠。

加强营养，避免妊娠期性交，及时治疗外阴、阴道炎，多胎或胎儿巨大应多卧床休息。尽量避免可以导致胎膜早破的种种诱因。

妊娠合并心脏病

李翘竹　教授

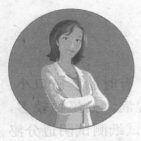

专家说病

　　风湿性心脏病、先天性心脏病等不同类型心脏病病人怀孕，称之为妊娠合并心脏病。心脏病是妊娠期常见的并发症之一，严重威胁孕妇及胎儿的健康及生命。婚前检查可及时发现女方有无心脏病、心脏病的类型及心功能的状况。

　　妊娠后，随着孕周的不断增长，孕妇自身血容量也不断增加，至孕32～34周时达高峰，血容量可增加30％，约1500毫升。若心脏功能不良，将无法承受妊娠的巨大负荷，很可能发生心力衰竭。这是妊娠期心脏病的第一个危险时期。分娩时，由于阵发性的子宫收缩，不断将子宫的血液挤入母体循环系统中，致使产妇心脏负荷进一步加重，尤其在子宫颈口开全、屏气用力时，体力消耗很大，相当于重体力劳动，产妇极易在此期发生急性心衰而死亡。这是妊娠合并心脏病的第二个危险时期。分娩后的前3天，产妇体内蓄积的过多的水分，需要不断地吸收、排泄，心脏的负担依然很大。这是第三个危险期。由于母体心功能不全，胎儿在宫内长期慢性缺氧，导致胎儿宫内生长迟缓，甚至宫内死亡，死胎、死产、早产及新生儿死亡的概率均相应增加。

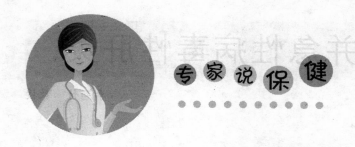

专家说保健

有下列情况之一者不适宜妊娠：①既往曾发生过心力衰竭；②心功能不良，轻微活动便出现心慌、气短者；③有发绀的先天性心脏病病人；④近期有活动性风湿热及心内膜炎等。

心脏病病人，怀孕前应请心血管及产科医师共同评价心脏功能，以决定是否可以怀孕。因为心脏病往往随病程的延长而加重，所以年龄越轻，承担妊娠的风险相对越小。一旦妊娠应早建卡，多检查。

应避免出入公共场所，预防感冒及其他传染病；加强营养，预防贫血；避免重体力劳动，每天保证 1～2 小时的午休及夜晚充足的睡眠；及时治疗产科其他并发症，如妊娠高血压疾病等。否则，发生心力衰竭的危险性会增大。

出现心慌、气短、水肿、咳嗽等症状时，应及时就医，必要时住院治疗。妊期期无特殊情况也应提前 2 周入住具有抢救心衰能力并能适时剖宫产的医院。分娩方式应由产科医师及心血管医师共同研究决定。产后要充分卧床休息。能否母乳喂养，也应由医生决定。

妊娠合并急性病毒性肝炎

李翘竹　教授

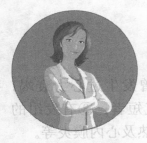

专家说病

病毒性肝炎是严重危害人类健康的传染病，包括甲型、乙型、丙型、丁型及戊型 5 种病毒，以乙型病毒性肝炎最常见，甲型病毒性肝炎次之，可发生在妊娠的任何时期。

妊娠与病毒性肝炎互为不利因素，是孕产妇的第二位死因。妊娠期新陈代谢增加，营养消耗增多，肝脏负担加重，使急性肝炎的患病率高、病情重，且难控制，倘若合并妊娠高血压疾病时，极易发生急性肝坏死，难以救治。肝炎对妊娠也极为不利，可使早妊反应加重，妊娠高血压疾病的发生率增高，易发生生产后出血等。肝炎病毒还可经胎盘感染胎儿，造成流产、早产、死胎、死产和新生儿死亡。

病毒性肝炎的母婴传播因感染病毒的类型不同而有所不同。甲型病毒型肝炎主要经粪-口传播，即食入了被甲肝病毒污染的食品而感染。乙型病毒型肝炎通过注射、输血或生物制品、密切的性生活接触等途径传播。而母婴传播，是胎儿在子宫内经胎盘、分娩时通过母血及羊水、分娩后接触母亲唾液或经母乳等途径传播的。

病毒性肝炎的临床表现主要为消化系统症状，食欲减退、恶心、呕吐、腹胀、乏力、右上腹痛、肝大等。部分病人有畏寒、发热、黄疸、肝内胆汁淤积等症。病原学检查，可明确病毒性肝炎类型；肝功能的监测，可了解肝脏损害的程度。早期诊断，积极治疗至关重要。

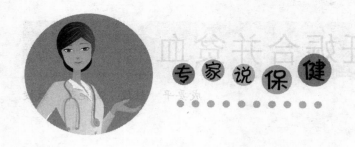

专家说保健

孕妇应加强营养，摄取富含蛋白质、糖类和维生素的食物，增强自身抵抗力。注意个人卫生与饮食卫生，最好不要在街头餐点进食，以防感染肝炎。加强围产期保健，重视孕期检查。妊娠早、中、晚期分别查肝功能、肝炎抗体系列，以便及时发现、及时治疗。

患有乙型病毒性肝炎的育龄妇女应严格避孕，肝炎治愈后至少半年，最好两年后再妊娠。慢性肝炎的孕妇，应积极进行保肝治疗。妊娠合并重症肝炎，须住院治疗。妊娠早期发现患有病毒性肝炎，应在经治疗病情好转后行人工流产。妊娠中、晚期，经治疗病情仍继续进展者，也应终止妊娠。

乙型病毒性肝炎孕妇应在妊娠末3个月每月注射乙肝免疫球蛋白一次。新生儿出生后，应采用主动与被动联合免疫，即新生儿出生后24小时内肌肉注射乙肝疫苗，生后1个月、6个月再分别注射一次为主动免疫。同时，新生儿在出生后48小时肌肉注射乙肝免疫球蛋白一次，在主动免疫建立之前，以使新生儿先获得被动免疫。

HBeAg阳性的产妇不宜哺乳，分娩后即应回奶。不宜服用对肝脏有损害的己烯雌酚，可口服炒麦芽、乳房外敷芒硝等方法回奶。

妊娠合并贫血

成要平　教授　高艳萍　教授

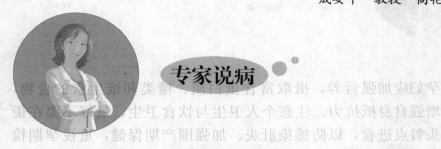

专家说病

　　妊娠合并贫血，是妊娠期常见的并发症。目前国内确定妊娠合并贫血的标准为红细胞计数$<3.5\times10^{12}$/升，血红蛋白<100克/升，血细胞比容<0.30。妊娠合并贫血以缺铁性贫血最常见，巨幼细胞性贫血次之，再生障碍性贫血少见。

　　妊娠合并贫血的主要原因有：①由于胎儿生长发育的需要，孕妇对铁、叶酸、维生素 B_{12} 等造血因子的需求明显增加；②妊娠期由于内分泌的变化，消化系统功能受到影响，胃肠蠕动减弱，胃酸分泌减少，影响造血因子的吸收；③孕妇的饮食习惯及食物构成，如长期挑食、偏食、素食等，致使造血因子摄入减少；④妊娠期肾小管再吸收减少，叶酸从尿中排泄增多。

　　贫血对妊娠的影响有以下几方面：①贫血可致胎盘缺氧，易发生妊娠高血压疾病；②孕妇贫血对失血的耐受性降低，分娩时易致产后出血及失血性休克；③贫血降低了产妇的抵抗力，易并发产褥感染；④重度贫血时，心肌缺氧可导致贫血性心脏病；⑤重度贫血时，胎盘供氧及输送的营养物质严重不足，可引起胎儿畸形、胎儿生长受限、宫内窘迫、早产或死胎。

　　妊娠合并贫血的临床表现主要有孕妇在妊娠中、晚期面色、口唇、睑结膜苍白，乏力，头晕，心悸，气短，水肿，食欲缺乏等。结合必要的实验室检查，诊断多无困难。

专家说保健

重视身心保健，刻意地从事某项或多项有益的体育锻炼，是很必要的。尤其是新婚前后，女性更要保持轻松、乐观的心态，拥有充满活力的健康体魄，以利承载整个孕期、产期、哺乳期的特殊负荷。

妊娠前应积极治疗失血性疾病，如月经过多、痔疮等，防止缺铁性贫血。孕期要加强营养，多吃富含蛋白质、铁、叶酸、维生素类食物，如瘦肉、鱼、虾、蟹、鸡血、猪肝、豆类、新鲜蔬菜、水果等。

从妊娠4个月起常规补充铁剂，如硫酸亚铁、琥珀酸亚铁，同时补充维生素C，有利于铁的吸收，于妊娠后半期每日给予叶酸5毫克口服。

产前检查时，动态观察血象。尤其在妊娠中、晚期注意全血象的变化，发现异常及时到正规医院就诊，必要时检查骨髓象，以明确贫血类型、严重程度，早期诊断、早期治疗。

如系重度贫血，又接近预产期，应及时到正规医院住院治疗，必要时少量多次输血，有条件时可成分输血（输浓缩红细胞）。分娩前纠正或改善贫血状态，可有效地防治产后出血及感染。

妊娠合并糖尿病

李翘竹　教授

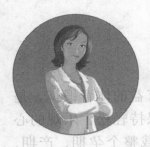

专家说病

糖尿病是由于胰岛素分泌不足引起的以糖代谢紊乱为主要特征的内分泌代谢障碍性疾病。妊娠合并糖尿病包括糖尿病病人妊娠（即在妊娠前即患有糖尿病）和妊娠期糖尿病（在妊娠期发生或发现患有糖尿病），后者大多数在分娩后能够恢复正常。

妊娠合并糖尿病对母儿均有较大的危害。患有糖尿病的孕妇妊娠高血压疾病的发生率比正常孕妇高 2～4 倍，羊水过多、巨大胎儿的发生率也明显增加。由此导致的手术产中、产后出血及感染的概率也相应升高。妊娠期由于胎盘激素（如雌激素、泌乳素、肾上腺皮质激素等）在周围组织中具有拮抗胰岛素的作用，使胰岛素的需要量较非孕时增加一倍，因此孕妇在孕期、分娩期较易发生酮症酸中毒。

糖尿病对胎儿的不利影响是流产、早产、畸形儿、巨大胎儿、死胎及新生儿死亡的发生率均较正常妊娠高。新生儿出生后由于脱离了母体高血糖供应的内环境，极易发生反应性低血糖或由于肺泡表面活性物质不足而发生新生儿呼吸窘迫综合征，常因肺泡塌陷、呼吸困难而难以救治。

分娩方式的选择，应视胎儿大小及胎盘功能而定。巨大儿或伴有胎盘功能不全者，以剖宫产术终止妊娠较为安全。术前 3 小时停用胰岛素，以免新生儿发生低血糖。

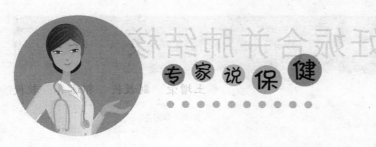

专家说保健

糖尿病与遗传因素有关，家庭中若有糖尿病病人，怀孕前应到医院进行相关检查。孕妇若系重症糖尿病，且伴有心脑血管疾病，肾功能减退，伴有眼底病变者，通常不宜妊娠，已妊娠者应于早期接受人工流产。

已经妊娠的糖尿病病人，应在医生指导下，严密监测血糖，通过调整饮食、药物治疗等控制血糖在最佳水平。孕期用药必须慎重，如口服的磺脲类降糖药，可通过胎盘导致胎儿畸形、低血糖甚至宫内死亡，应列为禁忌。

妊娠期出现多吃、多喝、多尿、消瘦或尿糖阳性应进行糖尿病系列检查，如空腹、餐后血糖，糖化血红蛋白，糖耐量，胰岛素释放等检查，以明确诊断。

患有妊娠糖尿病的孕妇如果孕期一般情况好，终止妊娠的时间以 38 周为宜，终止妊娠前 48 小时应用地塞米松促使胎儿肺成熟，预防新生儿呼吸窘迫综合征。产后选用适宜的抗生素预防感染。娩出的新生儿不论体重大小均应按高危儿对待，出生后 30 分钟内开始定时滴服 10% 葡萄糖液或静脉滴注 25% 葡萄糖 40～60 毫升，以防止低血糖，必要时转入新生儿科治疗。

妊娠合并肺结核

土增荣 副教授 郭述真 教授

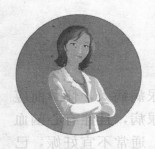

专家说病

肺结核是由结核杆菌引起的呼吸系统慢性传染病，其临床表现有低热、盗汗、乏力、消瘦、咳嗽、咯血等症状。随着社会经济状况和医疗条件的改善，妊娠合并肺结核的发病率已明显降低。

肺结核病人除非同时伴有生殖器结核，一般不影响受孕。非活动性肺结核或病变范围不大、健康肺组织尚能代偿，肺功能无改变者，对妊娠经过和胎儿发育无多大影响。妊娠期新陈代谢增加，营养物质吸收加快，随着宫体的增大，膈肌上升，有利于结核病灶的稳定和修复。对于活动性肺结核孕妇来说，发热、缺氧及营养不良，胎儿生长受限，流产及早产的发生率增加；早妊反应、恶心、呕吐、食欲缺乏等，影响进食与营养吸收；妊娠期全身脏器负担加重，能量消耗增加；产时体力消耗；产后腹压骤然减低、膈肌下降等诸多因素均可使病情加重甚至引起孕产妇死亡；或使静止性肺结核转为活动性，若孕妇并发急性粟粒性肺结核，结核菌可经血行播散，形成胎盘结核，围生儿死亡率可高达 30%～40%。

依据病史、症状、体征、胸部 X 射线摄片（若妊娠继续，不推荐 CT 检查）、结核菌素试验、痰液中查找结核杆菌以及痰培养等，大都可以明确诊断。

专家说保健

接种卡介苗可使人体产生结核菌的获得性免疫力，有效地提高人体对结核的抗病力。

有结核病史或与结核病人密切接触者，出现咳嗽、咳痰、发热、盗汗等症状时，应高度重视。若诊断为活动性肺结核应暂缓结婚，已婚者应采取节育措施，接受抗结核治疗，待病情稳定1～2年以后再考虑妊娠。如果怀孕，应在8周内终止妊娠。

活动期肺结核，要注意休息，进食富含高蛋白、维生素及矿物质类的食物。增加产前检查次数，并请呼吸科会诊，及时了解病情变化，评价肺功能，制订合理的用药方案。

妊娠期间一般不做肺结核的外科治疗。若结核空洞久治不闭，药物治疗无效，伴支气管结核、扩张、反复大咯血或脓胸，可考虑手术，以免病情恶化。

较大范围的活动性肺结核或曾行肺叶切除的孕妇，因呼吸面积减少，血氧分压降低，易致胎儿缺氧，应在预产期前1～2周住院待产。产褥期应延长休息时间，加强营养，活动性肺结核禁止哺乳，严格与新生儿隔离，并及时为新生儿接种卡介苗。

妊娠合并急性肾盂肾炎

王妍婷　副主任医师　郭述真　教授

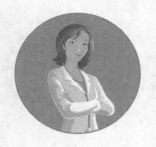

专家说病

妊娠合并急性肾盂肾炎是孕期常见病之一。其发病率为 4％～10.2％。妊娠后受雌孕激素的影响，泌尿系统平滑肌层肥厚，张力降低；自妊娠中期，肾盂及输尿管扩张、增粗、蠕动减弱，尿流缓慢；妊娠子宫右旋，压迫右侧输尿管，出现尿液逆流现象；妊娠后期尿液中葡萄糖、氨基酸及水溶性维生素等营养物质增多等；这些因素均有利于细菌入侵、生长、繁殖，导致急性肾盂肾炎，且以右侧多见。急性肾盂肾炎所致的高热可引起流产、早产。高热若发生在妊娠早期，还可致胎儿神经管发育障碍，无脑儿的发生率明显增高。

妊娠合并急性肾盂肾炎的临床表现与非妊娠期急性肾盂肾炎基本相同，表现为急剧出现的寒战、高热（体温常高达 40℃以上，也可为低热）、头痛、周身酸痛、恶心、呕吐等全身症状和腰痛、尿频、尿急、尿痛、排尿不尽等膀胱刺激症状，有时一昼夜排尿达 10 余次，排尿时伴有下腹疼痛；肋腰点（腰大肌外缘与第 12 肋骨交叉处）有压痛；肾区叩痛阳性。

根据临床表现、尿常规、尿培养等，该病不难确诊。尿常规检查是急性肾盂肾炎非常重要的辅助诊断手段，中段尿细菌培养及药物敏感试验，有助于针对致病菌进行治疗。尿素氮及肌酐检查，以确定肾功能有无受损。

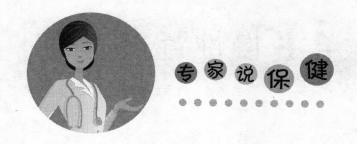

专家说保健

······▶ 加强孕期保健，注意个人卫生，穿着宽松、舒适、透气性好的全棉内衣，衣服及床上用品要勤洗、勤换、勤晾晒，要多饮水、勤排尿、保持大便通畅。大便后擦肛门应由前向后擦拭，以减少肠道细菌污染阴道及尿道的机会。经常清洗外阴，以淋浴为好。妊娠晚期应取左侧卧位为主，左右轮换，以减少子宫对输尿管的压迫，保持尿液引流通畅。

······▶ 妊娠期发生急性肾盂肾炎，应积极治疗，急性期宜卧床休息，保持每天尿量不少于 1500～2000 毫升，同时用碳酸氢钠碱化尿液，以减少膀胱刺激征。根据中段尿培养结果及细菌对药物的敏感程度，选择对胎儿相对安全的药物，如氨苄西林、头孢菌素、红霉素以及一些清热、泻火、利水、通淋的中药等。药物的用法、用量及给药途径，均应遵照医生指导。

······▶ 妊娠期急性肾盂肾炎，可引起孕妇发生中毒性休克。因此，应将该病视为一种急性、进行性疾病，千万耽误不得。如果治疗及时、彻底，大多数近期、远期预后良好。

······▶ 妊娠前 3 个月与后 3 个月，不宜进行性生活。全孕期性生活均应有所节制。房事前男女双方均应清洁外阴，以预防泌尿生殖系统感染。

147

妊娠合并慢性肾炎

王妍婷　副主任医师　郭述真　教授

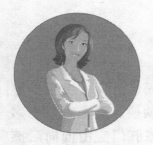

专家说病

　　慢性肾炎是由于多种原发性肾小球疾病所导致的一组病程长达一至数年，以蛋白尿、血尿、水肿、高血压为临床表现的疾病。临床分为 3 型：Ⅰ型为蛋白尿型，有水肿，无高血压，肾功能正常；Ⅱ型为高血压型，以蛋白尿和高血压为主要表现，肾功能正常；Ⅲ型为氮质血症型，蛋白尿、高血压、明显的肾功能损害及氮质血症。

　　妊娠与慢性肾炎互为不利因素，会导致妊娠高血压疾病发病率增高，并发先兆子痫、子痫的机会增加，围生儿死亡率也增高。若孕妇已有氮质血症（Ⅲ型），妊娠将进一步增加肾脏负担，使病情加重，甚至导致肾衰竭。慢性肾炎病程长者，妊娠后胎盘绒毛表面被纤维素样物质沉着，功能减退，滋养层物质交换功能受阻碍，胎儿生长受限，甚至死亡。肾功能恶化者，流产、死胎、死产的概率增加。

　　妊娠合并慢性肾炎，其临床表现与非妊娠期慢性肾炎相似，主要为：既往有慢性肾炎史；妊娠前或妊娠 20 周前有蛋白尿或伴有管型尿，妊娠后病变继续发展，出现水肿、贫血、高血压或肾功能不全；或在妊娠 20 周前已有持续蛋白尿，伴尿比重下降，血红蛋白降低和肾功能损害等。根据上述临床表现及实验室检查结果，诊断多不困难，但应注意与妊娠高血压疾病相鉴别。

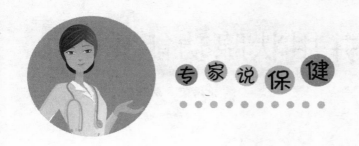

专家说保健

慢性肾炎病人能否妊娠，主要根据有无高血压及肾功能损害而定。血压在 150/100mmHg 以上或氮质血症者不宜妊娠；仅有蛋白尿，血压及血肌酐均正常者可以妊娠，但应严密监护；血压在 150/100mmHg 以下，血肌酐＜132.6 微摩尔/升，可继续妊娠，但应注意休息、控制血压；倘若血肌酐＞265.2 微摩尔/升或血压上升至 160/100mmHg 以上，经积极治疗不易控制时，应终止妊娠。

慢性肾炎合并妊娠要注意合理营养、对症治疗，依病情发展，决定妊娠的继续与终止。蛋白质摄入量应以维持氮质平衡为宜，肾功能不全者，每日不超过 40 克为宜，低磷、低盐饮食，补充足够的维生素。

定期监测 24 小时尿总量、血浆蛋白含量及肾功能。与此同时监测胎盘功能、胎儿生长发育情况。防治妊娠高血压疾病，避免使用影响肾功能的药物。

若妊娠前已有高血压与蛋白尿，应在 12 周前以人工流产终止妊娠。若蛋白尿或高血压加重，肾功能进行性恶化，胎盘功能减退，估计胎儿已难存活者应考虑终止妊娠。既往有死胎、死产史，应在促胎儿成熟后，达妊娠 36 周时以剖宫产终止妊娠。

妊娠合并甲状腺功能亢进

土增荣　副教授　郭述真　教授

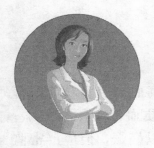

专家说病

甲状腺功能亢进（简称甲亢）是一种常见的内分泌疾病，合并妊娠者较少见。妊娠后脑垂体前叶分泌的促甲状腺激素，胎盘分泌的促甲状腺激素释放激素、绒毛膜促性腺激素等均能促使甲状腺组织增生、肥大，血流增加，新生腺泡、腺样物质增多，甲状腺激素合成和分泌增加，使甲亢病情加重。

轻症甲亢对妊娠的影响不大。重症甲亢，由于甲状腺激素分泌过多，使神经、肌肉的兴奋性增加，抑制垂体促性腺激素的分泌，容易引起流产、早产、死胎。甲亢也可使合并妊娠高血压疾病的概率增加，宫缩乏力、产褥感染的发生率也相应增加。一些孕期服用的治疗甲亢的药物可以通过胎盘进入胎儿体内，引起胎儿甲状腺功能减退、甲状腺肿、畸形、一过性甲亢、先天性甲亢等，围产儿死亡率明显增高。

妊娠合并甲亢，其临床表现与普通人患该病时相似，多不能确定起病时日，症状轻重不一。典型病例常有 T3、T4 增高与甲亢"三症"，高代谢率症、甲状腺肿、突眼症等，但以上症状不一定同时出现；有时合并心律不齐、心脏扩大、恶病质等。严重者可发生甲状腺危象，表现为 39℃ 以上高热，脉速＞140 次/分钟，脉压增大，大汗淋漓、呕吐、腹泻，大量失水、虚脱、休克，甚至昏迷等。妊娠合并甲亢的孕妇死亡率较高，必须积极救治。

专家说保健

> 婚后妇女患甲亢，一定要正确对待，千万不可过度紧张。症状较轻或经治疗能控制，一般对妊娠影响不大，妊娠可以继续。如果症状较重或经治疗不能控制者，最好待病情稳定后再考虑妊娠。

> 孕期如果出现精神、神经系统症状（如急躁、情绪易激动、手指震颤）或高代谢率症候群（如怕热、多汗、皮肤潮润、面部潮红、心悸、消瘦等），一定要高度重视，到正规医院进行检查，明确是否患有甲亢。

> 抗甲状腺素类药物的用量一般为非孕时的半量，并根据症状、体征、化验结果随时调整，不宜骤然停药，并注意药物对胎儿是否安全。应由医生拟定治疗方案。

> 如出现甲亢性心脏病、严重高血压等重症时，应考虑终止妊娠。妊娠 12 周以后，胎儿具有摄碘和合成甲状腺素的功能，严禁应用放射性药物进行诊断和治疗。

> 甲状腺肿大有明显压迫症状或经药治疗不能控制或疑有癌变者，在妊娠 16～20 周时，可考虑手术治疗。

> 妊娠 36 周时，要提前入院待产，以防甲亢危象的发生。一旦发生高热，可用冰袋或酒精擦浴，加倍服用原服用的药物，同时纠正水电失衡。病情稳定 2～4 小时后结束分娩或行剖宫产。

妊娠合并急性阑尾炎

土增荣　副教授　郭述真　教授

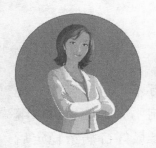

专家说病

急性阑尾炎是妊娠期常见的外科疾病，其发病率与非妊娠期相同。增大的妊娠子宫能使阑尾位置发生改变，检查时压痛点升高，压痛最明显的部位甚至可达右肋下肝区，与右侧急性肾盂肾炎、右侧输尿管结石、急性胆囊炎的症状有相似之处，须加以鉴别。

由于妊娠期盆腔器官充血，阑尾也充血。一旦发生感染发展很快，极易发生阑尾坏死、穿孔。又由于大网膜被增大的子宫推移，难以包裹病变使之局限，一旦穿孔极易形成弥漫性腹膜炎，威胁母儿安全。若炎症波及子宫浆膜，可诱发子宫收缩，引起流产、早产或子宫强直性收缩，其毒素可能导致胎儿宫内缺氧甚至死亡。

妊娠早期，急性阑尾炎的症状和体征与非孕期基本相同，腹痛最初表现在脐周或上腹部，伴恶心、呕吐，随后转移至右下腹，右下腹部明显触痛、体温升高、白细胞增多等，检查时可发现下腹部明显的压痛及反跳痛，同时伴有腹肌紧张。妊娠中、晚期急性阑尾炎与非孕期表现不同，常无明显的转移性右下腹痛，腹痛和压痛的位置逐渐上升，可达右肋下肝区，反跳痛和肌紧张可不明显。应认真、仔细地分析判断，早期确诊、早期治疗至关重要。

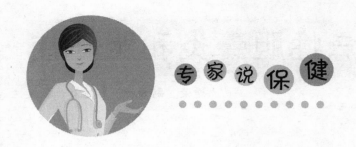

专家说保健

妊娠前即应做好各方面的准备，包括自身的健康状况和良好的心理状态，增加户外活动，加强锻炼、增强体质，增加对疾病的抵抗力。尽可能少到公共场所，以减少染病的概率。有慢性阑尾炎病史的妇女，宜在妊娠前彻底根治，然后再妊娠。

注意饮食卫生，保持营养平衡，多吃一些富含维生素、纤维素的食物，保持大便顺畅（每日大便一次）。尤其怀孕以后，日渐增大的妊娠子宫压迫盆腔脏器，包括乙状结肠和直肠，影响其正常蠕动，极易导致便秘。多饮水，多吃新鲜水果、蔬菜，是很必要的。

妊娠期间，出现转移性右下腹痛应马上到医院就诊。一旦确诊为急性阑尾炎，不论妊娠期限和病变程度如何均应立即手术，对于妊娠期高度可疑急性阑尾炎者，也应剖腹探查，以避免病情迅速发展，出现阑尾穿孔和弥漫性腹膜炎，殃及母儿生命。

阑尾手术后，孕妇如需继续妊娠，应在医生指导下使用宫缩抑制药及镇静药，减少活动以防流产与早产。常用的药物有黄体酮注射液、硫酸镁、维生素 E、HCG 等。保胎成功后，应加强产前检查。

妊娠合并急性胆囊炎和胆石症

土增荣　副教授　郭述真　教授

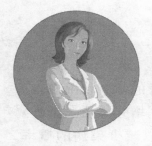

专家说病

　　妊娠期由于孕激素、雌激素水平明显增高，两者均可成为胆囊炎、胆石症合并感染的诱因。孕激素具有松弛平滑肌的作用，使胆囊及胆道平滑肌松弛，致使胆囊收缩功能减弱、排空延缓、胆汁淤积；雌激素降低胆囊黏膜对水、钠的调节，使胆囊黏膜吸收水分的功能下降而影响胆囊的浓缩功能从而使胆汁中胆固醇成分增多，胆汁酸盐及磷脂分泌减少，有利于胆结石的形成，因此，妊娠期胆结石发病率明显增高。胆囊炎和胆石症可发生在妊娠期任何阶段，但以妊娠晚期更多见。

　　如果发生妊娠期急性胆囊炎，其临床表现与非妊娠期基本相同。常在暴食或进食油脂类食物后发病，临床表现为突发性右上腹和（或）中上腹阵发性绞痛，常向右肩或背部放射，伴恶心、呕吐等消化道症状。若病情严重时，可有畏寒、发热、右上腹绞痛、白细胞数增多等症状。

　　这两种疾病的体征为右上腹胆囊区有压痛、腹肌紧张，较瘦的孕妇于右肋缘下可触及肿大的胆囊，且有触痛。

　　依据病史、临床表现、体征，可以初步判断。B超检查是目前诊断胆石症、胆囊炎最常用的方法，B超下可见胆囊体积增大，胆囊壁增厚、毛糙。胆囊内可见类固醇结晶、息肉、结石等不同密度的声像或结石光团。

专家说保健

胆囊炎、胆石症发病与饮食习惯和饮食结构有一定的关系。平时应控制高脂肪、高蛋白、高糖类食物的摄入量，如动物油脂、动物内脏、油炸、煎、烤、禽蛋、糖类食物，力戒暴饮暴食，保持大便通畅。

调节心理状态，以平和、宽容的心态面对人生，遇喜不大喜、遇悲不大悲、遇怒不大怒，善于自我疏导，平和地接纳身边的人和事，力争做到"肝气平顺、胆道疏通"，确保身心健康。

锻炼身体、加强运动，是促进肝胆循环的有效方法，也是调节脂代谢的最佳措施。现代人胆囊炎、胆石症的发病率明显上升，与"吃得好、动得少"、人体"收入大于支出"等因素有着密切的关系，妊娠后应有适当的锻炼与活动，增强体质、抵御疾病。

妊娠期或产褥期急性胆囊炎，以手术治疗摘除胆囊为主。因保守治疗在孕期内有较高的复发率，且复发后更容易导致早产以及胆囊摘除术更加困难，术后须继续抗感染治疗及保胎治疗。

产褥感染

杨海澜 教授 祁澜 副主任医师

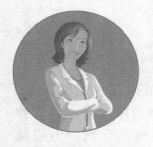

专家说病

产褥感染是指产妇在分娩后和产褥期内生殖系统受到病原体的感染，引起局部或全身发生炎症变化。产褥感染的发生率为 1％～7.2％，大部分发生在产后 10 天内。

女性生殖器官具有一定的防御机能，只有在局部或全身免疫功能低下或患有全身疾病（如贫血，营养不良，孕期、产后出血过多，合并有肝炎、糖尿病等）时，产妇抵抗力下降，感染机会随之增加。另外，胎膜早破、产程中多次肛查、阴道检查及其他产科手术操作，均有可能使阴道、宫颈的细菌上行进入宫腔，再加上产道损伤与产后恶露的存在，也为病原体的入侵提供了条件。导致产褥感染的主要致病菌是寄生于肠道、生殖器的需氧菌与厌氧菌，支原体、衣原体也被证实为产褥感染的致病菌。

发热、腹痛、恶露的变化是产褥感染的三大症状。由于炎症范围及感染部位不同，其临床表现也不一样。依感染发生的部位可分为局部伤口感染，急性子宫内膜炎，急性盆腔结缔组织炎，盆腔腹膜炎，血栓性静脉炎以及败血症等。产褥感染是产妇死亡的主要原因之一。

依照病史、临床表现、病原体的检出及培养，以及 B 超、CT 等检测手段，产褥感染不难诊断，应进一步依据不同的病原体，选用适宜的药物进行有效的治疗。

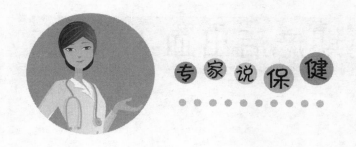

专家说保健

加强孕期保健，增强身体素质，提高机体免疫力，保持平和、平静、平常、乐观的心态是保障身心健康、免遭疾病困扰的重要因素。

妊娠合并全身性或泌尿生殖器疾病，是导致产褥期感染的重要诱因，最好在怀孕前加以控制。无法根治的疾病应控制在理想的状态，可以根治的疾病，须彻底治愈再怀孕，以保障孕期及产褥期平安、顺利。

妊娠期间，应按规定进行产前检查，及时发现异常，包括泌尿、生殖系统的异常，出现外阴瘙痒、白带增多、分泌物有异味，或尿频、尿急、尿痛等症状时，及时做病原体检查，必要时做细菌培养及药敏试验，将感染性疾病控制在萌芽状态。

讲究个人卫生和外生殖器卫生非常重要。勤洗澡、勤洗外阴（以淋浴为好，但要避免摔倒）；穿着浅色、宽松、透气性好的全棉内衣裤，勤洗、勤换、勤晾晒；并注意观察沾染在内裤上分泌物的色泽、气味，若有异常及时就诊。

妊娠后注意性生活卫生，临产前 3 个月避免性生活及盆浴。以保障产道清洁，避免感染。

晚期产后出血

赵 烨 副教授

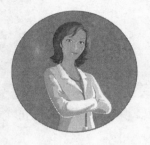 专家说病

正常情况下产妇在分娩时，可有 100～300 毫升的出血。倘若分娩后 24 小时内出血量超过 500 毫升，即为产后出血。分娩 24 小时后的产褥期内发生的子宫大量出血称为晚期产后出血。晚期产后出血大多发生在产后 1～2 周，也有迟至 6 周发病者。由于出血过多，常导致严重贫血和失血性休克，甚至危及生命。

导致晚期产后出血常见的原因有以下几种：①胎盘残留。部分胎盘残留在子宫腔内，当组织坏死脱落时，基底部血管暴露，引起大量出血。②蜕膜残留。正常情况下，蜕膜组织多在产后 1 周内脱落并随恶露排出。若蜕膜大部分残留子宫腔内，会影响子宫缩复，进而引起子宫内膜炎，导致晚期产后出血。③胎盘附着部位的子宫复旧不全。当胎盘排出后，胎盘附着部位的子宫创伤面会很快缩小，该部位的血管断端即有血栓形成，使血管的管腔变窄、堵塞，以利于子宫内膜的修复。修复过程需 6～8 周。若该部位发生感染，就会使血栓脱落，血窦重新开放，引起大量流血。④滋养细胞肿瘤、子宫黏膜下肌瘤、宫腔内有异物、子宫内膜发炎以及剖宫产切口裂开、情绪过于激动等，也可引起晚期产后出血。

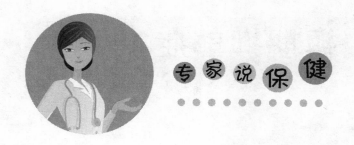

专家说保健

> 十月怀胎，一朝分娩之后，拥有了自己的小宝宝，这是人生的一件大喜事。不论个人遭遇过多大痛苦，面对什么困难和麻烦，都应该也必须保持平衡、平和、平静的良好心态，这是产妇胜利度过产褥期的首要因素。丈夫、家人应给予足够的关心和帮助。

> 产后注意外阴清洁，使用质量合格的卫生巾，禁止盆浴、性交；大小便后清洁外阴，以避免逆行感染；注意休息，加强营养；保持室内清洁干净、阳光充足、通风良好；穿着宽松舒适的全棉内衣，勤洗、勤换、勤晾晒。

> 正常恶露有血腥味，但不臭，血性恶露一般持续 3 天，逐渐转为浆液性，约 2 周后变为白色恶露，持续 2～3 周干净。若在此期间恶露量增多，或伴有淋漓不断的出血或有臭味，应及早到医院就诊。

> 结婚后不准备要孩子的年轻夫妇一定要注意避孕，以男用避孕套为好。尽量不做人工流产，以减少怀孕后胎盘种植异常或因炎症而引发的胎盘粘连，以致分娩期或产褥期发生严重出血。

> 加强孕期检查，合并重症肝炎、血液病等不宜妊娠者，应及早行人工流产。

> 有胎盘组织或胎膜残留者，应适时清宫。

产褥期抑郁症

郑梅玲 教授 高艳萍 教授

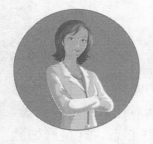

专家说病

　　抑郁症是常见的心理疾病。随着社会节奏的加快，工作压力的增加，抑郁症的患病率急剧上升。医学家一致认为，女性发病多于男性，离婚、分居、性格内向者多见。产后及绝经后妇女，系生理、心理脆弱人群之一，也易罹患此病。

　　产褥期抑郁症是在产褥期发生的抑郁症状，常在产后两周发病，表现为心情压抑、孤僻、爱哭、悲观厌世、恐怖焦虑、犯罪感、睡眠障碍、思维能力减退、注意力分散、食欲下降等。可概括为"三低"，即情绪低落，闷闷不乐、表情淡漠，终日无一丝笑容，自觉前途渺茫；运动活力降低，动作缓慢，少言寡语，足不出户、不与他人交往；思维能力降低，反应迟钝，记忆力下降，学习工作效率低下，严重者可有轻生、自杀的念头。

　　产褥期抑郁症的发病原因比较复杂，妊娠、分娩所引起的体内激素水平的变化；产时、产后并发症以及分娩造成的疼痛、恐惧；产妇性格内向，夫妻关系不和，家人关心和帮助较少；家庭、丈夫或产妇对婴儿性别的期待以及对新生儿健康状况的担心等，均有可能成为导致该病的诱因。该病以心理调适为主。心理调试无效者应及早就医，接受药物治疗或住院治疗。

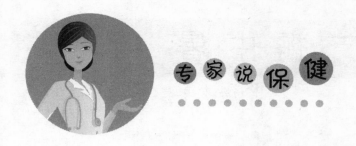

专家说保健

结婚后应有"准妈妈"的心理准备，生儿育女是迟一天早一天的事。案头备几本结婚、分娩、育儿之类的科普书籍，工作之余认真读一读，为怀孕、分娩、哺乳做好心理与知识准备。

怀胎十月，女性全身及生殖系统会发生"翻天覆地"的变化，腹部一天天膨隆，心、肺、肝、肾等脏器的负担一天天加重，行动越来越不方便，容颜和体态也发生了巨大的变化。所有这些都应视为一个女人必经的过程，应以平常心态去面对。

"一朝分娩"是十分艰苦的过程，需要信心、勇气、毅力和耐力去面对。坚定信念，"别的女人能做到的事，自己也一定能够做得到"，生儿育女是自然法则，阵痛之后，一个新生命呱呱坠地，将会感到无限的幸福与欣慰。

生男生女都一样，只要宝宝健康、平安就是福。即便孩子有什么毛病，也要正确面对，紧张、焦虑、恐惧均无济于事，随遇而安、积极治疗是最重要的。

丈夫和其他家庭成员，应格外体恤产妇在怀胎十月与分娩过程中历经的一切痛苦和困难，帮助她平安地度过这一生理、心理极度脆弱的时期。

产 褥 中 暑

杨海澜 教授 祁 澜 副主任医师

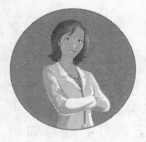

专家说病

产褥中暑，是指在产褥期内因高温环境，致使体内余热不能及时散发，中枢性体温调节功能障碍引发的急性热病。救治不及时有可能殃及生命。

产褥期尤其是产褥早期，产妇大量出汗，以排出在怀孕期间蓄积于体内的水分，而汗液的蒸发需要适宜的温度、湿度，以及空气流通的环境。但受旧风俗习惯的影响，产妇往往怕"受风寒"，即使在酷热的夏季，仍旧深居室内，关门闭户，包头盖被，穿长袖衣裤且紧扎袖口、裤腿，更有甚者穿着棉衣棉裤或绒衣绒裤，使居室和躯体处于高热、高湿、不通风甚至密闭的环境中，严重影响产妇出汗、散热，导致体温调节中枢功能障碍，进而出现高热，意识丧失和呼吸、循环衰竭。

产褥中暑的临床表现为：开始时感到口渴、尿频、多汗、恶心、头晕、全身乏力、胸闷、心慌等；若未及时处理，则体温持续升高、面色潮红、胸闷加重、皮肤转为干燥、出现汗疹；严重时，体温可继续上升，可高达 40℃ 以上，出现昏迷、谵妄、面色苍白、脉搏加快、血压下降、瞳孔缩小等症状，数小时内呼吸循环衰竭而死亡。

依发病地区、季节、产妇所处环境、发病经过、临床表现，该病往往不难诊断。一旦考虑产褥中暑，应立刻将产妇送至医院，入住通风环境，进行降温、支持治疗。

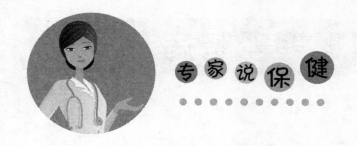

专家说保健

怀孕、分娩、哺乳是女人一生中必经的生理过程。虽然机体在诸多方面发生重大的变化，但不是生病，除特殊的孕期保健外，应按正常人对待，产褥期也是一样。应为产妇营造一个阳光明媚、通风良好、清洁卫生、舒适温馨的环境，使之平安度过产褥期。

崇尚科学、破除陋习。正常产后 24 小时下地活动，手术产后也应尽早离床，以防术后粘连；着装应追随季节变化，穿着宽大、透气、散热性好的棉制衣服，经常沐浴更衣；天气好时应到户外活动，千万不可门窗紧闭、足不出户，更不可捂着、蒙着、盖着。

夏日"坐月子"的产妇，尤其容易中暑，特别是在高热、高湿地区，室内通风凉爽尤为重要，应安装排风、换气装置。条件好的可在客厅安装空调，室温与外界温度不宜超过 5℃，定时打开门窗通风换气，但不可在穿堂风、电扇、空调下直吹。

产妇出现口渴、胸闷、发热、烦躁等中暑先兆时，应立即改变高温和不通风的环境。可将产妇置于阴凉、通风处，用冷水、酒精擦浴，快速物理降温并迅速送往医院接受治疗。

产褥期乳腺病

赵　烨　副教授

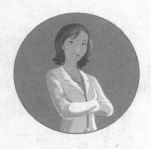

专家说病

乳头皲裂、乳腺胀痛及乳腺炎，统称为"产褥期乳腺病"，是产褥期妇女常见病、多发病。

乳头皲裂常由哺乳时含接姿势不正确而导致。哺乳时未把乳晕含在嘴里，仅把乳头放到婴儿口中，孩子吸吮时来回牵拉乳头，用嘴摩擦乳头皮肤，持续以这种不正确的含接姿势哺乳即可造成乳头皲裂。

乳腺肿胀、疼痛的主要原因有：①分娩后未及时哺乳引起乳汁淤积；②乳头皲裂后的疼痛使产妇畏惧哺乳，乳汁进一步淤积加重乳房胀痛，如此反复以致形成恶性循环；③未能按需哺乳，而是机械地按时哺乳，导致乳房积奶过多造成乳房胀痛；④孕期未做好乳房保健、乳头痂皮垢堵塞输乳管口，乳汁排出不畅。

上述情况未及时处理，乳汁淤积于乳房内，有利于细菌入侵、生长、繁殖，导致乳腺炎。起初可表现为患侧乳头和乳房疼痛、局部红肿、皮肤温度升高、压痛明显且有硬结。如果不及时处理，乳腺局部可形成脓肿，产妇出现发热、乏力等全身症状。

乳房局部红肿压痛明显，经处理未见好转，且合并全身不适、发热者，应及时前往医院就诊。消炎治疗的同时，注意将乳汁及时吸出，必要时手术切开脓肿。

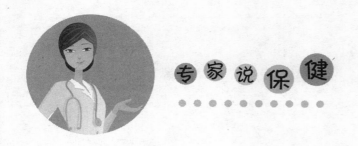
专家说保健

从妊娠期开始就应做好乳房保健，经常用温水洗浴乳房、乳头，用浴巾擦拭乳头，洗净附着在其上的痂皮，保持乳头清洁，增加皮肤耐力。乳头内陷者分娩后洗净并反复牵拉乳头，以利哺乳。

哺乳前，母亲应洗手，温开水清洁乳房及乳头。哺乳时采用正确的含接姿势，使乳头及大部分乳晕一起含入婴儿口中，并按需哺乳。每次哺乳尽可能让孩子吸尽乳汁，不能吸尽时，要用手按摩挤出或用吸奶器吸出剩余的乳汁。此外，不要让孩子养成含着乳头睡觉的习惯。

产妇应在产后 30 分钟内尽早哺乳，以免引起乳房胀痛。乳房憋胀者，哺乳前可用热毛巾热敷乳房，然后刺激乳头的皮肤，引起喷乳反应，使乳汁容易排出。睡觉时注意变换体位，防止乳房受压。严禁成人吸吮乳头，成人口腔里的致病菌，一则可导致乳腺炎，二则可传播给新生儿。

乳头皲裂的产妇可用乳汁涂布乳头，乳汁中的抗体有助于皲裂皮肤的愈合；局部也可涂抹复方苯甲酸酊、鱼肝油铋剂等，这些药物具有收敛皮肤、帮助裂口愈合的作用。如果皲裂严重，可暂停用患侧乳房哺乳，用吸奶器将乳汁吸出，喂养孩子。皲裂愈合后，继续哺乳。

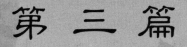

第 三 篇

妊娠合并性传播疾病

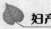

梅　　毒

吴素慧　教授

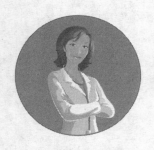

专家说病

　　梅毒是由苍白密螺旋体引起的皮肤、黏膜、生殖器、心血管、神经系统等主要脏器损害的一种性病，严重者可致劳动力丧失与死亡。梅毒 90％以上通过性交经黏膜擦伤处传播，经输血、接吻、衣物等途径传播者较少见。孕妇可通过胎盘将梅毒螺旋体传播给胎儿，造成早产、死胎或先天性梅毒。

　　梅毒潜伏期 10～90 天，平均 3 周。一期梅毒，又称硬下疳，病发时生殖器出现红色圆形或椭圆形丘疹或软骨样硬结，无痛性糜烂、溃疡伴腹股沟淋巴结肿大。二期梅毒，发生在感染后 7～10 周或硬下疳出现后 6～8 周。发疹前 2～3 天似流感样症状，病变损害多对称、广泛，不痛不痒，伴全身淋巴结肿大，血清学试验（＋）。三期梅毒（晚期），发生在感染后 2 年，15％为隐性梅毒，10％～25％为心血管梅毒，10％为神经梅毒，对机体组织破坏大，可造成残废或死亡。潜伏期梅毒（隐性）无临床症状，血清学试验（＋），感染期限在 2 年内为早期隐性梅毒，有传染性。感染期限长于 2 年为晚期隐性梅毒，无传染性，但可通过胎盘传染胎儿。根据病史、体征、梅毒螺旋体检查、梅毒螺旋体血清学试验、梅毒螺旋体抗原血清学试验等方法得以确诊。

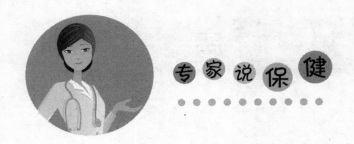

专家说保健

洁身自爱，良好的性道德、性行为是防治该病的关键。打击卖淫嫖娼，维护社会公德是应有的社会保障。

1987 年卫生部公布了梅毒的治疗方案，不同期别的梅毒治疗方案及药物用量不相同，首选药物为青霉素，对于过敏者可用红霉素及多西环素。早期诊断、早期治疗至关重要，药物治疗须保证足够的剂量和规范的疗程，治疗后要严格进行追踪观察。性伴侣须同时接受检查及治疗，治疗前后及治疗期间禁止性交。

梅毒根治的标准为（包括一期、二期首发及复发梅毒）：①足量药物的正规治疗；②多次临床及化验检查（包括血液及脑脊液）结果完全正常；③停止治疗后观察两年而无复发梅毒者（包括临床表现及化验检查）。

未经治疗的一期、二期梅毒几乎 100％能够传播给胎儿，极易导致胎儿死亡、流产、死产。幸存的胎儿，可能患先天性梅毒（也叫胎传梅毒儿），病死率及病残率极高。因此，梅毒病人患病期间不应怀孕。一旦怀孕，应于妊娠前 3 月、后 3 月分别接受青霉素或红霉素治疗。胎传梅毒儿，应同样接受治疗。

淋 病

郭述真　教授

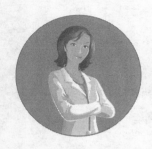
专家说病

　　淋病由奈瑟淋球菌（简称淋球菌）引起，居性行为传播性疾病之首位。淋球菌呈圆形或卵圆形，十分娇嫩，在 39℃时能生存 13 小时，40℃时 3 小时，42℃时 15 分钟，50℃时 5 分钟，在潮湿的环境中能生活 18～24 小时，干燥环境中仅能生存 1～2 小时。淋球菌极易侵犯并隐匿在女性生殖道而引起感染，以子宫颈管最常见，其次为尿道、尿道旁腺、前庭大腺，严重时可致盆腔炎、子宫内膜炎、急性输卵管炎、输卵管卵巢炎、盆腔腹膜炎等。绝大多数是男性先感染，而后通过性行为传播给女性，少数情况下，可因接触被污染的物品，如坐便器、卧具、浴盆、游泳池等被传染。

　　淋病临床表现为尿道口充血、有脓性分泌物伴尿痛、尿频、尿急；白带增多、外阴瘙痒或烧灼感，严重的感染常伴有发热、寒战、恶心、呕吐、下腹部、后腰部疼痛、化脓性腹膜炎、中毒性休克等表现。转为慢性者，易致不孕或子宫外孕。孕妇感染后，易发生流产、胎膜早破、羊膜腔感染、胎儿发育迟缓、死胎、死产、新生儿淋菌性结膜炎、新生儿淋菌性败血症，严重时可致新生儿失明或死亡。取尿道口或宫颈管内分泌物行涂片检查或进行细菌培养，可以确诊。

早期发现、早期治疗，是治愈该病的关键，千万不可讳疾忌医，羞于启齿，或听信传言到无照经营的私人诊所或江湖游医那里去诊治。

淋病对怀孕各期的母体和胎儿都可造成严重的后果，需积极进行治疗。新生儿幸存并经阴道分娩后，应尽早青霉素静脉点滴，用红霉素眼膏涂布双眼以防新生儿播散性淋病或眼炎，殃及生命或致双目失明。孕期可用头孢类抗生素治疗，不宜使用喹诺酮类、氨基糖甙类抗生素。

性伴侣应同时接受治疗，治疗期间避免性生活，日常用的物品应注意清洁消毒，常洗常晒。夫妇双方经三次涂片检查或培养均为阴性时，方可视为治愈，此间不可中断治疗。

患病期间，不应与子女同床睡觉，尤其家有女童者更应严密隔离，不可共用洗具、卧具、同盆洗涤衣物。

该病的传播途径，虽然主要为性行为，但也不排除接触污染物后的传播。夫妇双方不要互相猜疑和埋怨，有病治病，"既来之，则安之"，切不可因此而伤了和气，致使感情破裂。

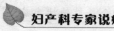

艾 滋 病

郭述真　教授

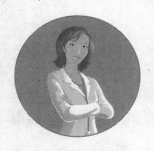

专家说病

　　艾滋病（AIDS）也称人类获得性免疫缺陷综合征，是由人类免疫缺陷病毒引起的性传播性疾病，又称获得性免疫缺陷综合征。艾滋病病毒可使人体丧失免疫能力，以致无法抵抗各种感染性疾病的入侵，最终导致死亡。目前国际和国内发病率均呈快速增长趋势，且无很好的根治方法，因此，又被称为"超级癌"。

　　艾滋病病毒主要存在于感染者的血液、精液、阴道分泌物、唾液、尿液、眼泪、乳汁，以及污染的血制品、针管、针头、针灸针、手术器械，内窥镜等。艾滋病传播的途径主要有性交、同性恋、接吻、静脉注射毒品、输血、使用血制品、使用污染的医疗器械以及母婴垂直传播等。

　　艾滋病导致最常见的感染有以下几种：①肺型：胸痛、呼吸困难、低氧血症，最终发展为致死性感染——卡氏肺囊虫肺炎。②中枢神经型：脑脓肿、脑瘤、脑炎、脑膜炎的症状，头痛，意识障碍，人格异常，痉挛等。③胃肠型：腹痛、腹泻、消化不良，可由隐孢子虫，鞭毛虫，阿米巴，分枝杆菌等引发严重腹泻而致死。④发热型：各种感染不易得到有效控制，持续发热，严重消耗而致衰竭。

　　依据病史、细胞免疫学检查、艾滋病血液学检测或病毒学试验，有助于诊断该病。

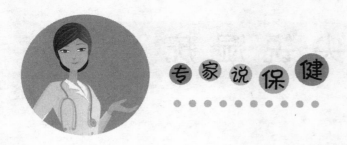

专家说保健

> 良好的性道德、性行为，是预防该病发生的关键。应当自尊、自爱、自重、自律，杜绝同性恋，恪守"一夫一妻制"。不卖淫，不嫖娼，拒绝毒品，珍惜生命。

> 不是所有感染艾滋病病毒的人，都必然发展为艾滋病，70％～90％的感染者为艾滋病病毒携带者，采取积极有效的防治措施，是有望延长生命的，不可"谈虎色变"，惶惶不可终日。有10％～30％的人在5～8年后发病。

> 艾滋病病毒很脆弱，对热很敏感，加热和一般的消毒剂，如酒精、漂白粉、来苏水、新苯扎氯铵、甲醛等都可杀灭。一般的工作、学习、生活接触，不会相互传播。

> 患病后应及时告知配偶，让其立即到医院进行相应的检查，以明确是否被感染，以避免性传播。性生活中应严格使用一次性避孕套。感染者不得献血、捐精以及捐献供移植的骨髓和器官。不宜怀孕，以防母婴垂直传播。

> 中西医结合治疗艾滋病，有望看到广阔的前景。应用免疫调节药物，增强机体免疫力，控制病毒、细菌、原虫感染，预防念珠菌二重感染，中药、针灸综合治疗的方法，可使该病得以缓解。

尖 锐 湿 疣

郭述真 教授

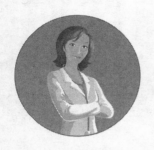

专家说病

　　尖锐湿疣又称性病疣，由人类乳头瘤病毒（HPV）引起。初起时为细小淡红色丘疹，逐渐增多、增大，呈乳头、结节、鸡冠、菜花状赘生物，有时长得很大；表面潮湿、柔软，易出血，有时分泌物较多、污秽、有臭味，可有瘙痒或疼痛感。男性的病灶主要在阴茎、龟头、冠状沟、尿道口等处，女性的病灶主要在大小阴唇、会阴、阴道口、阴道内、宫颈等处。偶可见于口腔、咽喉、气管等部位。该病是卫生部重点防治的8种性传播疾病之一。

　　该病在欧美国家属常见病，近年美国发病人数增加了约5倍。我国尖锐湿疣发病率也迅速上升，成为仅次于淋病的第二位高发性病。

　　导致该病的主要原因有：①性行为发生过早；②缺乏性道德；③机体免疫力低下，尤其是艾滋病病人；④包皮过长或外阴部清洁卫生差，或合并有某种生殖器炎症，致使分泌物增多、外阴潮湿；⑤妊娠期内分泌改变。

　　尖锐湿疣的传播途径60%以上为性交传播，其次为接触污染的物品，如内衣、浴具、坐便等，新生儿经过母体产道等。

　　经醋酸白试验、细胞学检查、活组织病检、免疫组织化学检查或PCR法，可以确诊。

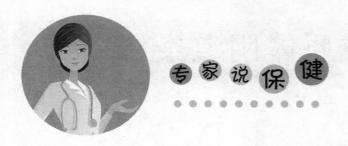

专家说保健

- 患病后不要羞于启齿，尽快到正规医院接受正规治疗。采用西药、中药、手术、激光等方法注射干扰素可减少复发，早治早好。

- 该病复发率高，且有癌变的可能，只要抓紧治疗，根治的希望是很大的，不可盲目恐惧，惶惶不可终日，更不可"有病乱投医"。

- 治疗期间应避免性生活，性伴侣应同时接受检查和治疗。如果患有其他性行为传播性疾病，应当一并诊治。

- 注意个人卫生，尤其注意外生殖器的卫生，养成经常"洗小澡"（清洗外阴）的习惯，内衣、内裤勤洗、勤晒，患病后与家人进行隔离。

- 杜绝不正当、不清洁的性行为，提倡使用避孕套，加强自我防护。注意预防和治疗内外生殖器的其他炎症，提高机体免疫力，可缩短该病的病程。

- 妊娠妇女，病灶生长快、复发率高，新生儿经产道感染后，可在口腔、咽喉、气管等部位发病。妊娠期患病，治疗上受到限制，此期应尽可能避免传染，一旦染病宜采用激光或冷冻治疗，以避免药物的毒副作用。

衣原体阴道炎

杨宪增　教授

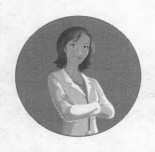

专家说病

　　泌尿生殖道沙眼衣原体感染被公认为性行为传播性疾病，是卫生部严格控制的性传播疾病之一。沙眼衣原体是一种不同于病毒的在宿主细胞内发育繁殖的微生物，不仅导致沙眼，也是引起妇女生殖道感染最常见的病原体之一。

　　该病的传播途径多数是男性首先感染衣原体，表现为非淋菌性尿道炎，通过性行为传播给女性，潜伏期一般为7～12天。衣原体可感染眼部或生殖道，在生殖道常引起急性、亚急性感染，继而发展为慢性炎症，常表现为宫颈管炎、阴道炎、子宫内膜炎、输卵管炎、盆腔炎及尿道炎等。炎症在眼部可引起失明，在盆腔可引起异位妊娠和输卵管性不孕及慢性盆腔痛等。

　　孕妇感染衣原体，可经胎盘、宫内、产道等途径传播给胎儿、新生儿。产道分泌物进入新生儿眼内，常常导致衣原体结膜炎，病程可长达1～3个月。阴道污染的分泌物、羊水等，误吸入气道引起衣原体肺炎，则表现为气促、鼻塞、咳嗽，双肺可闻及小水泡音，X射线摄片显示为双肺大片对称阴影，鼻咽部的感染，可从咽部检出衣原体。

* 洁身自爱，保持良好的性道德和清洁的性生活，恪守"一夫一妻制"，保护女童免遭性伤害，是预防该病的重要环节。

* 养成良好的卫生习惯，勤洗手、常换衣，保持日用物品和卧具清洁卫生。患病后要注意隔离，所用物品、衣服、被褥、床单、枕巾、器皿等，应认真煮洗、晾晒、消毒，防止家庭内传播。

* 及时治疗各种生殖道的炎症，久治不愈的阴道炎、宫颈糜烂或盆腔炎要注意是否是由衣原体感染引起的。一旦检出病原体，要在医师指导下及时用药，按规定疗程、规定剂量进行治疗，在病原体镜检、培养转阴后再巩固1～2个疗程。患病期间不宜游泳、公浴等。

* 衣原体对胎儿及新生儿的损害较大，故在准备妊娠前1～3个月须做阴道分泌物或血液检查，及早发现、及早治疗后再妊娠。如果在妊娠前未做病原体检查，一定要在早孕时补做，以决定是否保留胎儿。

* 家有女婴，应及时改穿封裆裤，以防感染。

支原体阴道炎

杨宪增　教授

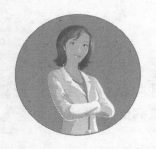

专家说病

　　支原体是独立营养生存的最小微生物，大小介于细菌与病毒之间，无细胞壁，呈高度多形性。支原体在自然界广泛分布，有 120 个种属，至今已从人体分离出 16 种，包括从泌尿、生殖道分离的 8 种，其中肺炎支原体、人型支原体、解脲支原体可使人类致病。

　　最新研究表明，支原体可以引起人类呼吸道、泌尿生殖道和关节感染，最常引发的疾病有阴道炎、盆腔炎、非淋菌性尿道炎等。孕妇是易感人群之一，其下生殖道寄生率可高达 80%。该病的主要表现为白带增多、下腹疼痛及尿频、尿急、尿潴留等症状，在妊娠以后，可经胎盘感染胎儿。因为支原体可通过胎盘屏障，进入脐血，感染胎儿，也可通过生殖道感染新生儿。支原体感染能引起胎盘绒毛膜羊膜炎，从而影响胎盘供给胎儿氧及营养物质，导致胎儿生长受限或导致习惯性流产、早产、胎膜早破和新生儿死亡等不良妊娠结局。此外，支原体还可以引起新生儿疾病，如新生儿肺炎、新生儿脑膜炎等感染性疾病，应引起重视。

　　支原体对营养要求苛刻，普通培养基中不易生长。因此，血清学方法仍是主要的诊断方法，可以做女性生殖道感染的检查及孕妇筛查。另外 PCR 也可用于支原体检查。

支原体在正常阴道中也可寄生，有时并不引起发病，成为"健康携带者"，当机体抵抗力低下时，极易发病，应引起重视。

支原体感染后，没有特异性临床表现，与其他炎性病变不易区别，给诊断带来一定的困难。如遇久治不愈的阴道炎、宫颈糜烂、盆腔炎时，应注意是否合并支原体感染。

定期妇科检查是必要的，尤其准备怀孕的妇女，最好在怀孕前 1～3 个月做一次详尽的检查。如果阴道分泌物或血液病原学检查为阳性，治愈后再妊娠。如果已经妊娠，也应在妊娠早期补充检查，以决定妊娠是否可以继续。因为支原体感染对胎儿及新生儿损害较大。

支原体感染的诊断较为困难，需要一定的实验条件，不是乡村卫生院、个体诊所能够办得到的。诊断与治疗该病均应到正规医院进行。即便是正常妊娠的产前检查和分娩，也应在有条件的医院里进行。

由于支原体无细胞壁，不受 β-内酰胺类抗生素的影响，不合成叶酸，对磺胺不敏感，只对干扰蛋白质合成的某些抗生素（如四环素和大环内酯类药物）敏感，可在医生指导下进行，性伴侣应同时接受检查和治疗。

巨细胞病毒感染

郭述真　教授

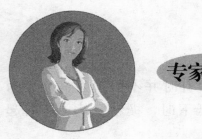

专家说病

　　巨细胞病毒感染是由巨细胞病毒引起的一种全身性疾病，成年人主要传播途径为性行为，近年来已被列为性病之一。母婴间的传播途径主要有以下几种：①宫内感染：主要通过胎盘感染，早妊期感染率最高。②产道感染：隐性感染的孕妇，在妊娠后期巨细胞病毒可被激活，从宫颈管排出巨细胞病毒，胎儿在分娩过程中，经过软产道时接触或吞咽含病毒的宫颈分泌物和血液而感染。③出生后感染：产妇唾液、乳汁、尿液中均含有巨细胞病毒，通过密切接触、哺乳等方式而感染。

　　文献报道，先天性巨细胞病毒感染率为0.4%～2.4%，在我国每年出生的2400万新生儿中有21.6万～72万新生儿感染。感染严重者可发生流产、死胎、新生儿死亡。倘若存活，大多数无明显症状和体征，5%～15%的新生儿在出生后2年始出现发育异常。约有10%的新生儿出现低体重、黄疸、紫癜、肝脾肿大、智力障碍、视网膜脉络膜炎、脑内钙化、小头症等，多数患儿出生后数小时至数周内死亡，死亡率高达50%～80%，幸存者常有智力低下、听力丧失和迟发性中枢神经系统损害等远期后遗症。

　　采用病原学、血清学检测孕妇血清巨细胞病毒IgM、IgG、DNA，宫颈脱落细胞核检测嗜酸或嗜碱性颗粒、巨大细胞包涵体以及PCR技术扩增巨细胞病毒等可以诊断。

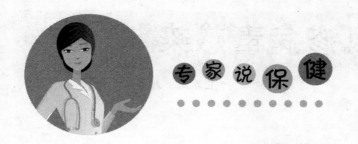

专家说保健

近年来，巨细胞病毒感染对胎儿、新生儿的影响日益受到人们的广泛重视，提倡一夫一妻制，恪守性道德，讲究性卫生，是很重要的防病措施。早期妊娠的妇女，一旦发现巨细胞病毒感染，应立即行人工流产终止妊娠，避免发生严重的不良后果。

倘若巨细胞病毒感染时已届妊娠中期，可抽取羊水或脐静脉血检查特异性 IgM，若为阳性，仍应中断妊娠，进行引产，避免先天畸形儿出生。

妊娠晚期感染巨细胞病毒，从子宫颈管中即可分离出病毒。胎儿可以在宫内感染，也可经阴道分娩时被感染。新生儿出生后应及时检测尿液，若为阳性结果，必须早期治疗。建议使用一次性尿布，反复使用的尿布，必须做消毒处理。由于巨细胞病毒的检测需要一定的设备和条件，应选择相应的医院住院分娩。

乳汁中检测出巨细胞病毒的产妇，应停止哺乳，改为人工喂养。

巨细胞病毒感染，目前尚无理想的药物根治。阿糖胞苷和阿糖腺苷可能有效，大剂量干扰素能抑制病毒血症，使病情好转，应在医师指导下采用。

风疹病毒感染

王英华　教授　土增荣　副教授

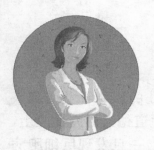

专家说病

　　风疹又称德国麻疹，是由风疹病毒感染引发的传染病。临床症状较轻，预后良好，易被人们所忽视。然而，风疹病毒却是导致胎儿先天畸形的主要病原体之一，应引起足够的重视。防治该病，对优生优育意义重大。

　　由于风疹症状不典型，其显性感染率很难正确统计，大致为25%～50%。风疹病毒常经呼吸道传染，一年四季都有发生，流行高峰在3～4月，夏季相对较少。感染后经过16～18天潜伏期后出现发热、卡他症状、皮疹、耳后及颈部淋巴结肿大。儿童患风疹时以皮疹常见，成人则出现低热、畏寒、头痛等类似感冒症状。皮疹第一天即可布满全身，第二天面部皮疹开始消退，三天内基本消失，故有"三日麻疹"之称。这与典型的麻疹（发热三天、出疹三天、消退三天）有明显区别。

　　风疹病毒可以通过胎盘感染胎儿，依宫内感染的时间和程度，患儿可有不同的组织缺损及临床体征。最常见的有先天性耳聋、白内障及心脏病，被称为先天性风疹综合征，即"三联征"。并不是所有患儿一出生即出现"三联征"，有的在出生后数周、数月，甚至数年后才逐渐显示出来。诊断主要依据风疹病毒分离及血清学监测，及测定风疹特异性免疫蛋白（SIgM），此项检查对早孕妇女已列为常规。

专家说保健

我国采用麻疹、风疹、腮腺炎三联疫苗对所有 12～18 个月龄的孩子给予基础免疫，于 12 岁左右再强化一次。对预防该病的感染及母婴传播，有着积极的作用。

准备妊娠的妇女，要进行 SIgM 的测定。由于风疹病毒初次感染后，血清中的 SIgM 抗体具有很快上升、维持短暂这一特点。因此测定 SIgM 是判断近期原发感染非常可靠的手段，一旦发现有风疹病毒的感染，一定要避免妊娠，使用一些抗病毒药物进行治疗，等 SIgM 转阴后再考虑妊娠。

卫生部规定，早孕妇女进行常规病毒 4 项（巨细胞病毒、风疹病毒、单纯疱疹病毒、弓形体）的测定非常重要。据有关资料，妊娠第一个月感染风疹，先天性风疹综合征的发生率为 50％；第二个月为 30％；妊娠 4 个月后虽然危险性很小，但仍不能完全排除致畸的可能。因此，妊早期发现 SIgM 阳性，原则上应终止妊娠。

孕期曾感染过风疹病毒的妇女所生的婴儿，即使出生时未表现出先天性风疹综合征，也应密切随访，10％～20％ 的先天性风疹综合征患儿在一年内死亡。因此，对该病要高度重视。

女性生殖器疱疹

郭述真　教授

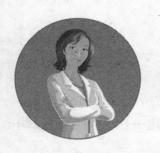

专家说病

　　女性生殖器疱疹，由单纯疱疹病毒Ⅱ型（HSV-Ⅱ）引起。完整的病毒颗粒直径为120～150纳米，通过性行为传播。该病发病率在世界范围内有逐年增加的趋势。经济卫生状况差、性行为不洁、性关系混乱是发病的重要原因。月经期、疲劳、消化不良、情绪不佳、性交过频、机体免疫力低下，是该病的易患因素。

　　该病临床表现：发疹前局部有灼热感或异物感，有相当于生殖股神经、腹外侧皮神经、股神经及闭孔神经支配区出现感觉异常，谓之前期症状。随后出现外阴瘙痒、烧灼、白带增多等症状，病变常累及外阴、大小阴唇、子宫颈、大腿和臀部，局部可见红斑、成群的红色小丘疹，很快变成小水疱，进而发展为脓疱、糜烂、溃疡，也可伴有发热、头痛、全身不适、排尿困难、局部淋巴结肿大等症状。子宫颈疱疹，肉眼不易与早期宫颈癌鉴别，应进行必要的检查，如子宫颈涂片、活组织病检等。病变部位可用等渗盐水轻轻涂拭，尽可能保护疱疹顶痂，不使其脱落，口服或外用阿昔洛韦，重症者静脉途径给药。合并细菌感染时，加用抗生素，疼痛明显时，服用止疼药或局部封闭。

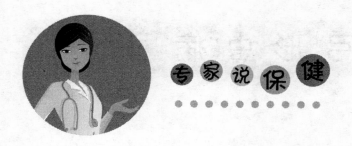

良好的性道德、性卫生是防治该病的关键所在。染病后应尽早到正规医院就诊，早期诊断、早期治疗可以获得良好的疗效。该病有较高的复发性，当机体抵抗力低下、出现易患因素时，极易复发。此时，应体察复发时的前期症状，一旦出现尽快治疗。

早妊期妇女患该病时，有可能经母婴垂直传播途径波及胎儿，造成流产或死胎，可根据发病早晚、病程长短、病变轻重，结合家庭和自身的情况，综合考虑是否需要终止妊娠。

妊娠晚期受感染，分娩时胎儿经过病变的子宫颈、阴道和外阴时，40％～60％会被染上病毒，新生儿出现口腔、皮肤、眼部疱疹，甚至扩散至中枢神经系统、内脏及全身，导致新生儿死亡或并发后遗症。建议剖宫产。

患病及治疗期间应避免性生活，保持外阴清洁、干燥，穿着衣物、所用物品，如卧具、浴巾等，应常洗常换。疱疹病毒不耐高热，最好用开水烫洗，日光暴晒，注意与家庭成员隔离，谨防家庭内传播。

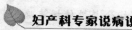

弓 形 虫 病

郭述真　教授

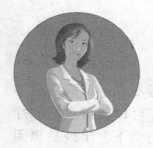

专家说病

弓形虫病是一种由刚地弓形虫寄生于人体所引起的人畜共患疾病。人类普遍具有易感性，在世界各地广泛流行。损害常见于脑、肺及心脏等。孕妇感染弓形虫病可通过胎盘进入胎儿体内，致使胎儿发生各种畸形，甚至死亡，幸存者可引起先天性弓形虫病、智力低下、肺炎、肝脾肿大、黄疸、心肌炎、出血综合征等，危害甚大。

该病的传播途径为：①经口、胃肠道传播最为常见，如饮用含弓形虫包囊的水，食用不熟的肉以及未洗净的瓜果蔬菜等；②孕妇易感染胎儿引起先天性弓形虫病，也可经产道分娩时感染新生儿；③目前已从感染者的唾液和阴道分泌物中检出弓形虫，表明性交、接吻也可传播；④输血、人工授精、器官移植等也是传播途径之一。

该病的临床表现有乏力、咽痛、肌肉痛、淋巴结肿大等。免疫力低下的人，易发生严重的播散性弓形虫感染，迅速发生致死性病变。主要表现为高热、肺炎、肝脾肿大、心肌炎、脑膜炎、颅内肿物等。病原体检查、血清学检查、聚合酶链反应技术可以协助诊断。临床多采用乙胺嘧啶、磺胺类、克林霉素、螺旋霉素等药物治疗，具体用药及所需疗程应由医师依据病情决定。

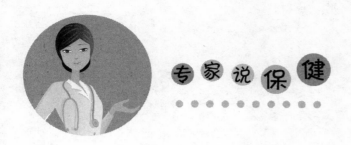

专家说保健

- 弓形虫寄生于哺乳类动物体内，家庭养猫是最常见的易感染因素，尤其年轻夫妇，准备生儿育女的家庭，应严禁喂养猫，以防感染。

- 注意个人卫生和环境卫生，不喝生水，不吃半生不熟的肉制品、蛋类，瓜果蔬菜必须洗净后再吃。

- 孕妇在妊娠早期应认真检测该病，对新近感染的孕妇最好终止妊娠，感染较轻者，尽早采用药物治疗，以减少胎儿宫内感染的概率。

- 弓形虫抗体阳性的孕妇，胎儿娩出后，应立即采脐血进行监测，确定先天性弓形虫感染的，必须及时采取措施，积极治疗，以遏制病情发展。经监测尚未感染的新生儿，也应严密观察，定期检测，不可掉以轻心。

- 如系高危人群，如家中养猫、屠宰场就职或从事肉类加工工作的人员，应按期进行弓形虫病的监测，早期发现、早期治疗。

- 患病配偶应同时接受检查，发现异常尽早治疗，治疗期间应避免性生活。

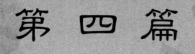

第四篇

不孕不育和计划生育

不 孕 症

土增荣　副教授　郭述真　教授

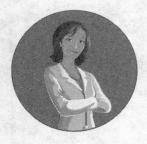

专家说病

　　性生活正常未避孕，同居 2 年未曾受孕者，称不孕症。从未妊娠者称原发性不孕，曾有过妊娠后来持续 2 年不孕者称继发性不孕。

　　不孕症的原因女方约占 60％，男方占 30％，男女双方占 10％。就女方来讲，各种因素引起的输卵管炎导致双侧输卵管阻塞是最常见的原因。女性内分泌因素，如下丘脑-垂体-卵巢轴功能紊乱、多囊卵巢综合征、卵巢早衰以及其他内分泌疾病，如甲状腺功能亢进、甲状腺功能减低等，以及子宫、宫颈等因素，都可导致不孕。男性主要是精子生成与输送障碍。正常精液的标准是：容积 2～6 毫升，pH7.2～8.0，精子密度大于 2000 万/毫升以上，正常状态 30％以上，活动率大于 50％，活力 3 级者占半数以上，液化时间 30 分钟以内。另外，缺乏性生活的基本知识，盼子心切、精神过度紧张以及免疫等因素，也常致不孕。

　　不孕症男女双方均应进行全面检查，包括全身、生殖系统、精液常规、排卵监测、B超、基础体温、阴道脱落细胞涂片、子宫内膜活检、性激素测定等。如以上检查均正常，可检查输卵管的通畅性，如输卵管通液术、子宫输卵管碘油造影及腹腔镜检查等。

专家说保健

男女双方的心理素质，是影响生育的重要因素。紧张、焦虑、急切等心态，都有可能通过大脑皮层-下丘脑-垂体-卵巢（或睾丸）影响生殖内分泌，导致排卵或生精功能异常。不少性功能异常，如勃起障碍、早泄、忍精不射、阴冷、性高潮匮乏等心理因素居多。因此，调整心态应放在首位。

输卵管炎所致的管腔阻塞，是导致女性不孕最常见的原因。早期防治各种外阴、阴道、宫颈、盆腔炎，力争彻底治愈，不留后遗症。同时认真寻找其他可能导致不孕的原因，针对病因进行治疗。

有些疾病，如甲状腺功能亢进、甲状腺功能低下、希恩综合征、重度贫血、精索静脉曲张等也影响生育，应积极治疗。烟、酒、毒品，都具有杀伤精、卵细胞，影响内分泌的毒害作用，应当力戒。

学会测定基础体温，预测排卵，在排卵前2～3日或排卵后24小时内性交，可望增加受孕率。排卵功能不佳者，可在医生指导下促排卵治疗。若为难治性不孕症时，可采取人工授精、配子移植和试管婴儿等方法助孕。

避免不洁性交，避免以及减少人工流产可以预防生殖系感染导致的不孕症。

男子不育症

徐计秀　教授　土增荣　副教授

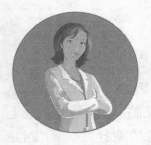

专家说病

　　人类受孕的机理是一个十分复杂而又微妙的生理过程。不育症，是指性生活正常、未避孕一年以上未能受孕者。倘若不孕的原因在男方，称男子不育症，分为原发性、继发性两类。原发性男子不育症，是指一个男子从未使一个女子受孕。继发性男子不育症，是指一个男子曾使女子受孕，而后继发不育。

　　据国外研究报告，约有10％的家庭因不育而就诊。导致男性不育症常见的病因有：精子发生缺陷、输精管道阻塞、抗精子抗体形成、睾丸损害、性激素异常、隐睾症、精索静脉曲张、勃起功能障碍、射精功能障碍等。

　　检查诊断：①了解婚姻史、个人生活史、疾病史、性生活史；②体格检查，如第二性征、外生殖器、前列腺等情况；③实验室检查，精液常规、精液生化、抗精子抗体、性激素测定、精子穿透性试验等（精液常规值：精液量2～6毫升，平均为3～4毫升，异常为＜1.5毫升；pH为7.2～8.0，在室温中放置5～30分钟完全液化；精子密度＞2000万/毫升，活动数＞50％）；④特殊检查（必要时）：睾丸活检、精路造影、超声、CT、核磁、染色体基因等检查。

专家说保健

阅读有关男性生殖系统解剖、生理、性活动、生育等方面的知识。保持良好的心理状态，了解最佳、最易受孕的性交姿势。

针对不同病因进行治疗，如内分泌治疗、调节有关性腺激素；正确使用抗生素控制感染；中西医结合治疗弱精或少精症；抗精子抗体阳性者，采用转阴治疗；逆行射精者，以抗组胺类、维生素、微量元素等药物治疗。

精索静脉曲张、隐睾、垂体瘤等可经手术途径进行治疗，恢复输精通道，增加精子发生。

医学助孕技术：人工授精主要适用于截瘫、尿道下裂、逆行射精症；性功能障碍、心理性阳萎、早泄；精液异常，如少精子症、弱精症、畸形、精子过多以及精液不液化或过度黏稠，精液量超过 6 毫升或少于 1 毫升，抗精子自身免疫疾病，精子大量团聚及凝结等。对于严重的少、弱、畸形精子症以及输精管梗阻者，从附睾穿刺取精后，可进行卵细胞胞质内单精子显微注射，该技术是近年来方兴未艾的专门针对男性不育的一项高、精、尖技术，给许多不育症病人带来了希望。

宫内节育器

董张兰 教授

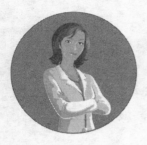

专家说病

　　使用宫内节育器避孕是一种安全、有效、简便、经济的可逆性节育方法。当前全世界约有 800 万妇女使用此法避孕。其中我国妇女占 70％以上。在我国已婚育龄妇女中，应用宫内节育器者达 40％以上。30 余年来宫内节育器在不断地发展和改进，但仍然未做到尽善尽美。最常见的并发症有以下几种：

　　（1）放置宫内节育器可引起子宫出血。发生时间多在放置后 3 个月内，以第一个月最为常见，3 个月后即能好转，6 个月后好转更明显，常表现为月经增多，经期延长，不规则出血或点滴出血以及白带带血等。

　　（2）宫内节育器脱落。引起脱落的原因见于宫内节育器与子宫腔大小形态不符，引起子宫收缩，促使宫内节育器被排出，也有人认为宫颈内口松弛也是宫内节育器脱落的原因之一。宫内节育器脱落常发生在带器后第一年，约半数发生在前 3 个月且常在月经期脱落，常常不被带器者察觉，直到妊娠后方发现。

　　（3）带器妊娠。由于宫内节育器在宫腔内位置改变，如宫内节育器下移或哺乳期时放置的宫内节育器，当哺乳终止后，子宫恢复原来大小，未及时更换适宜的宫内节育器，原宫内节育器相对较小，避孕效力降低等，均可导致带器妊娠。

专家说保健

宫内节育器应选择在月经干净后 3～7 天免房事，产后 42 天，恶露已经干净，会阴伤口愈合，子宫恢复正常，剖宫产后满半年放置。

放宫内节育器后一周内不做过重的体力劳动。避免大便干燥与腹泻。两周内禁止性生活和盆浴，保持外阴清洁。

放置宫内节育器后 3 个月内，尤其月经期或大便后，应注意宫内节育器是否脱出。下次月经后（哺乳期上环者 1 个月后）就诊复查，并于 3 个月、6 个月及 1 年各随诊一次，以后每 1～2 年随诊一次。金属宫内节育器可透视检查，一般节育器可行 B 超检查。

带器后要定期随访，如发现宫内节育器位置下移要及时取出。

放置宫内节育器后子宫出血、月经过多者应补充铁剂，可用一些止血药及抗纤溶药物治疗，如维生素 K、卡巴克洛、6-氨基己酸等，如果效果不佳，应做进一步检查。

有些人带器后出现腰酸、腹痛及白带增多等症状，但绝大多数不严重，不影响劳动及生活，不需特殊处理。

药 物 流 产

张仙鹤　教授

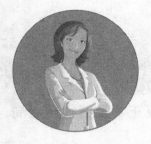 专家说病

　　因避孕失败所致的意外妊娠，可在妊娠早期人为地采取措施终止。1958 年，我国首例负压吸引人工流产术问世，长期临床应用证明此法安全、有效、简便、快速，但手术可能引起疼痛或人流综合征反应，少数人手术时或术后可能发生手术并发症，如穿孔或感染，不全流产等。另外，有剖宫产史、哺乳期、子宫极度倾屈及畸形等，均增加了负压吸引术的难度与风险。长期以来，国内外均致力于药物抗早孕的研究。1985 年，米非司酮配伍米索前列醇抗早孕药物问世并应用于临床，取得了很好的效果。具体用法，应在专业医师指导下，按规定服用。

　　米非司酮偶有头晕、恶心、呕吐等反应，一般不严重，无需治疗。服用米索前列醇可致腹痛、腹泻，个别人手脚发麻，或有一过性体温升高，于服药后 1 小时左右自然消失，不需处理。若症状明显，持续时间较久，应向医生垂询。

　　用药前注意事项有：哮喘病、高血压病、青光眼、癫痫病、过敏体质、妊娠反应较重者不宜用药物流产；妊娠月份大于 10 周者，须住院流产；药物流产前必须做 B 超，明确是否为宫内妊娠。

　　药物流产尚有 5％左右的失败率，有 5％～10％的不全流产率，10％左右需再行刮宫术。

人工流产或药物流产，仅仅是避孕失败后的补救措施，都会不同程度地给人体带来一定的负面影响，不能将其作为避孕的具体措施。平时须认真避孕，尽量避免非计划内妊娠，尤其第一次怀孕最好不要轻易流产，以免引发不孕症或妊娠后胎盘种植、娩出异常。

流产后禁盆浴，可洗淋浴，保持外阴清洁，两周内禁性生活，穿着宽松、透气、全棉内裤，勤洗、勤换、勤晾晒，使用合格卫生巾。

宫缩剂：可促进宫缩和宫腔残留物的排出，从而缩短出血时间，常用药物有生化汤丸、宫必康等，流产当日，可肌注缩宫素，用药的具体方法须向医生垂询。

抗感染药：药物流产后可有宫腔残留，出血时间长，药物流产后抗生素预防感染是必需的，一般口服即可，用药有：阿莫西林、甲硝唑等，具体应在医生指导下使用。

如果出血时间超过 7 天，出血量达到或超过月经量，应引起重视，及时就诊。B 超检查发现宫内有残留，应及时清宫，如果延误太久，可导致贫血、感染，也可造成清宫困难。

人 工 流 产

赵 烨 副教授 郭述真 教授

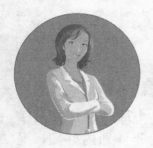
专家说病

人工流产是人为地采取措施终止妊娠的方法，相对方便、安全、有效、可靠，是避孕失败后的补救措施，不宜将此法纳为避孕措施。如果妊娠已经超过 3 个月，其风险及危害将会大大增加，应尽量避免。

常用的人工流产方法有以下几种：①器械性人工流产：应用负压吸引的原理将妊娠物吸出，简称吸刮术，适应时限在妊娠 10 周以内。②药物流产：口服米非司酮配合米索前列醇终止早孕，此法方便、痛苦小，主要弊端是流产后阴道出血持续时间长，会增加感染的机会。少数病人服药后，导致流产失败或不全流产，应在专业人员的监护下采用，适应时限在 7 周以内。

人工流产，常伴有一些并发症，如：①人工流产综合征：心动过缓、心律不齐、血压下降、头晕、胸闷，甚至昏厥、抽搐等，见于术中与术毕，是由于手术刺激致迷走神经兴奋所致。②子宫收缩不良或流产不全，可致出血，药物流产后出血倾向更为明显。③损伤：常见的有子宫穿孔、宫颈裂伤、宫颈管和宫腔粘连等。④吸宫不全或漏吸。⑤人工流产后合并感染。⑥继发性不孕等。

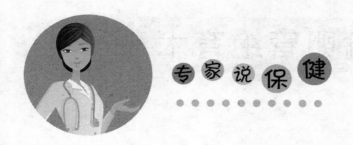

结合自身情况，选择安全有效的避孕方法，一旦发生意外，如避孕套破裂、漏服避孕药等，应及时就诊，尽早采取事后补救措施。

育龄妇女，应注意月经时限，一旦逾期，应做"早孕"、"妊免试验"或 B 超检查，力争将意外妊娠终止在早期。哺乳期妇女，即使月经没有恢复，也会有意外排卵和受孕的可能，哺乳期避孕，忽视不得。

药物流产适合于 49 天以内的早孕妇女；用药前必须做 B 超，了解胚囊的大小和位置，以除外异位妊娠；严格按照医嘱服药；收集阴道排出物，由医生鉴别胚胎是否已完整排出，必要时送病检；流产后阴道出血超过 10 天、出血量超过月经量时，都应该及时就诊。

接受手术前消除顾虑，缓解紧张情绪；疼痛阈低或对手术刺激有恐惧心理者可以在麻醉下进行手术；术后加强营养，注意休息，避免劳累，保持外阴清洁。

短期内子宫内膜抗病力弱，1 个月内忌盆浴、忌房事，1 个月后严格避孕，如计划再次妊娠，最好在 1 年以后。

输卵管绝育术

董张兰　教授

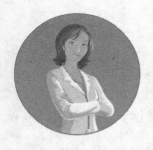
专家说病

　　绝育术是永久性避孕方法。有手术绝育与药物绝育两种。手术方法有经腹输卵管结扎术及腹腔镜输卵管绝育术。药物绝育为药物粘堵输卵管绝育术。

　　经腹输卵管结扎术，是将输卵管的某一部分切除并结扎，使精子与卵子不能相遇，达到不孕的目的。此种绝育操作简单，具有安全、方便、有效等优点，适用于已婚有子女的健康妇女，对计划生育有所了解，夫妇双方同意结扎者；另有一类妇女患有严重全身疾病，如心脏病，心功能、肝功能、肾功能不全等以及某些遗传性疾病，不宜生育，也适宜选用绝育术。腹腔镜输卵管绝育术，是在气腹条件下进行，于脐孔下缘0.5厘米处弧形或纵形切开长约1厘米的小切口，插入内窥镜进行输卵管绝育手术，伴有腹腔粘连、心肺功能不全、膈疝时不宜采取这种手术。

　　输卵管药物粘堵绝育术是由阴道经宫腔在输卵管内注射化学性药物，使输卵管管腔闭塞，达到绝育的目的。此法不开刀、易操作、痛苦少、不需住院，受术者更易接受。

　　不论哪种方式的绝育术，均不宜在下列情况下实施：各种疾病急性期、周身情况不良不能耐受手术、腹部皮肤感染、盆腔炎、患严重的神经官能症、24小时内两次体温在37.5℃以上者，应暂缓手术。

专家说保健

输卵管绝育术，是避免生育的手术，不影响身体健康及脏器功能，不必有思想顾虑。手术时间应选择在月经干净后 3～4 日，人工流产或分娩后 48 小时内，哺乳期或闭经妇女则应排除早孕后再行绝育术，术前三日免性生活。

术前应行全身检查及妇科检查，患有严重的全身性疾病和阴道炎、盆腔炎时应先行短期治疗后再行手术，术前还应检查血常规，必要时查肝、肾功能，胸部 X 射线摄片，心电图等。术后常规用抗生素预防感染，注意休息，避免劳累，24 小时离床活动，避免发生粘连。

腹腔镜绝育术切口小、手术时间短、组织损伤少、出血少、疼痛轻、恢复快、不需住院，术后并发伤口感染、粘连的发生率低。同时还可以观察到盆腔内有无其他疾病，是值得采纳的一种手术方法。

无论经腹输卵管结扎术或腹腔镜输卵管绝育术，都有输卵管复通的可能。如遇月经闭止，即时进行检查，以除外妊娠的可能。

输卵管药物粘堵绝育术，可复性很小，年轻妇女或仅有一个孩子、孩子尚小的妇女，不宜采用。

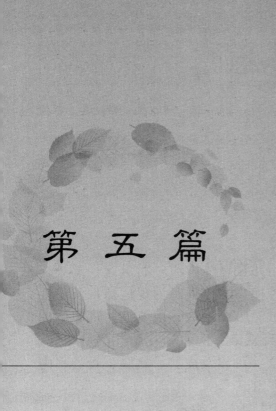

第 五 篇

新生儿疾病

先天性梅毒

程　莉　副教授　郭述真　教授

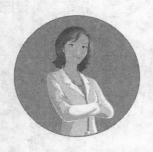

专家说病

　　先天性梅毒又称胎传梅毒，是胎儿在母体内通过胎盘途径感染梅毒螺旋体所引起的全身性疾病。胎传梅毒的传染源为现症梅毒及隐性梅毒孕妇。在妊娠 4 个月后，由于绒毛膜细胞滋养层萎缩，病原体即可通过胎盘进入胎儿体内，引起全身感染。病原体在胎儿的肝、脾、肾上腺等内脏中大量繁殖、释放入血，可累及皮肤、黏膜、骨骼、内脏等器官，导致流产、早产或胎死宫内。

　　临床表现可分为以下几种：①早期先天梅毒：多发生于 2 岁以内。出生时可表现正常，一般 3 周后出现临床表现，患儿虚弱、反应低下、体重不增、体温略高。口周围可见放射性皲裂，愈合后形成放射性瘢痕，此为梅毒患儿典型特征之一。②晚期先天梅毒：发病于 2 岁以后，一般为 5～8 岁，主要侵犯皮肤、黏膜、眼、牙齿、骨骼。③先天潜伏梅毒：先天梅毒未经治疗，无临床症状，血清反应阳性，年龄小于 2 岁者称为早期先天潜伏梅毒，年龄大于 2 岁者称为晚期先天潜伏梅毒。

　　根据病史、临床表现、实验室检查及 X 射线检查综合分析判断，诊断多无困难，其中病史极为重要，尤其父母梅毒病史、治疗经过、妊娠、分娩情况，流产、早产、胎死宫内以及娩出胎传梅毒儿史，均为重要的参考依据。

专家说保健

结婚前健康体检十分重要，敷衍不得，这不仅涉及夫妇双方的健康状况，更重要的是涉及下一代的健康与安危。应在指定医疗单位，认真进行检查并做常规梅毒血清试验，早期发现、早期治疗。

计划妊娠前，若不能排除潜伏梅毒，应复查血清梅毒，阳性者应采取积极有效的措施驱梅治疗，治愈后再怀孕，若已怀孕，应及时终止妊娠。

对已经治疗的梅毒孕妇所生的婴儿，应定期进行临床及血清学检查，多次血清学检查阴性，且维持 3 个月以上，即可认为阴性。对梅毒高危新生儿，应定期随访检查，以便早期发现、早期治疗。

早期先天梅毒伴有皮肤黏膜病变者，分泌物中可找到梅毒螺旋体，应严格隔离。患儿体弱，应加强护理，防止继发感染；给予高营养、易消化、高维生素的饮食；不能进食者可给予鼻饲。

梅毒螺旋体对药物敏感，早期治疗疗效好，应严格按照卫生部 1987 年规定的治疗原则，按疗程、给足量，系统、规范地进行治疗，及时控制继发感染。未能及时治疗者，则应追踪2～3 年，必要时可重复治疗。

新生儿颅内出血

程 莉 副教授 郭述真 教授

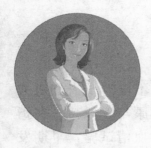

专家说病

新生儿颅内出血占死产及新生儿死亡的 20%～50%，主要由分娩过程中机械性损伤和（或）胎儿宫内缺氧所致。分娩损伤引起的颅内出血，多见于胎儿较大、头盆相对不称，胎头在产道内受压，颅骨严重变形或手术助产。此外，母体疾病（如各种心脏病、重度妊娠高血压疾病、血液病、传染病、感染性疾病等）或分娩期缩宫素或镇静剂使用不当，使胎儿呼吸中枢受抑制或分娩过程吸入羊水、胎粪导致吸入性肺炎，或胎盘、脐带血液循环障碍，引起胎儿宫内缺氧等，均可导致颅内出血。

患儿的临床表现往往与颅内出血的部位、出血量的多少有关，常见症状有嗜睡、反应迟钝、尖声哭叫、面色苍白、吸吮力低下或不能吮乳、呼吸困难、发绀、呕吐、抽搐、角弓反张、囟门饱满或膨隆、眼肌麻痹、脑瘫等。

依据分娩史、临床表现及体征，特别是计算机断层扫描（CT），可判断颅内出血部位及出血量，方便、快捷、无损伤、分辨率高，有助于该病的诊断。出血少、发现早、治疗及时，效果尚好，出血量大、病情严重者，虽经抢救幸免死亡，也可能招致运动、语言、听觉障碍等后遗症。新生儿颅内出血，系严重的并发症，应尽量避免发生。

怀孕期间应按时进行产前检查，以便及时发现胎位不正、骨盆狭窄、母体疾病、羊水和胎盘异常等情况，及早采取防范措施，避免临产时措手不及，不能按理想方案有计划、有准备地进行分娩。

可疑颅内出血的新生儿，应尽早转住新生儿病房。该病的治疗原则是遏制颅内继续出血，尽快降低颅内压力、充分给氧，改善脑细胞代谢功能，防治并发症及支持治疗。必要时行 CT 检查，手术治疗。

在治疗过程中应严密观察病情变化，要尽量使患儿保持安静，取头高卧位（头高有利于降低颅内压及止血），适当保暖（因患儿往往伴有体温调节障碍），保障营养供给，为预防肺部感染，对呕吐的患儿应随时清洁口腔及呼吸道，以防吸入呕吐物。早产儿即使没有产伤，也极易发生颅内出血，应格外小心。

患儿应入住新生儿病房，除护理臀部外，不做其他护理，如翻身、洗浴等，不得抱起患儿哺、喂，尤其不得搬动头部。仔细观察前囟的紧张度，是否饱满、膨隆。注意神志、眼神，有无斜视、上翻或眼球震颤等，观察呼吸深浅度、节律性，有无呼吸暂停等现象。

新生儿脐炎

王翠玲　教授

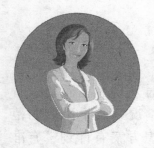

专家说病

　　新生儿脐炎，是指脐带残端未脱落前，脐窝部感染、化脓。多因新生儿娩出后，断脐消毒不当或敷料被弄湿，使脐带残端污染，以及局部皮肤清洁护理欠佳而发生的细菌感染。少数可因脐静脉注药或换血后护理不当被细菌污染引起。致病菌以金黄色葡萄球菌和大肠杆菌最多见，溶血性链球菌次之，其他如绿脓杆菌、厌氧菌等亦属常见。

　　临床表现：病灶比较隐匿，早期易被忽略。发病初始无全身症状，仅在未脱落脐带残端的基底部或其中央发现渗出性溢液，随后转为脓性分泌物，伴有特殊臭味。脐轮周围皮肤发红、肿胀。严重者迅速扩展为疏松结缔组织炎、丹毒或形成脓肿。早期新生儿脐血管尚未完全闭合，免疫机能发育不完善，抵抗力低下，细菌很容易循此侵入血循环，发展成败血症或脓毒血症；还很可能沿脐血管蔓延引起血栓性静脉炎、门静脉栓塞、肝脓肿等。除局部症状外，会出现全身中毒症状，如发热（或体温不升）、嗜睡、烦躁不安、哭闹或反应低下、拒乳、呕吐、容易激惹、黄疸等，常因败血症、中毒性休克、弥漫性血管内凝血（DIC），而危及生命。

专家说保健

应在正规医院住院分娩，消毒接生。断脐要严格执行无菌操作，脐残端的消毒处理和清洁卫生是早期新生儿护理的重点内容之一。

新生儿出生后，须认真护理，细致观察，尤其应注意脐部有无发红、渗出、异味。严防洗浴时打湿脐部，避免尿液和粪便的污染，如有不慎发生上述情况时，局部可用75％的乙醇消毒，每日或隔日更换敷料。若卫生条件许可，也可采取干燥暴露的方法，不用敷料覆盖或包扎，以利脐残端早日脱落、愈合。

发生脐炎时，如果症状较轻，可到门诊诊治，配合医生做好局部护理工作。如症状较重，局部有脓肿形成，应及早就诊，住院治疗，防止病情发展，引起腹膜炎，进一步发展成脓毒血症。

局部可用75％的乙醇和2％的过氧化氢溶液消毒处理，有脓肿者需切开排脓。应用适宜、有效的抗生素，最好取脐部分泌物做细菌培养＋药敏试验，同时给予白蛋白、新鲜血液、补液等全身支持治疗。

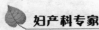

新生儿寒冷损伤综合征

王翠玲 教授

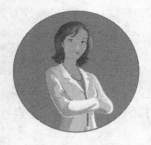 专家说病

　　新生儿寒冷损伤综合征，是指发生于新生儿期，表现为周身或局部发凉、皮肤和皮下脂肪变硬并伴有水肿（硬肿），最终因造成广泛微循环障碍，而致全身各系统功能受损的临床综合征，是引起新生儿死亡的重要疾病。根据病情及硬肿范围分轻度（硬肿范围＜30％）、中度（硬肿范围 30％～50％）、重度（硬肿范围＞50％）。

　　确切的发病机理尚未完全阐明，与寒冷、早产、低体重、窒息、重症感染等致病因素有关。该病多发于寒冷季节，绝大多数在生后 1 周内发病。表现为体温不升，皮肤及皮下硬肿及多器官功能损害。体温常低于 35℃，重症者 30℃ 以下。患儿动作少，哭声低微或不哭，吸吮困难，反应低下，全身及四肢冰冷，脉搏微弱。病变最初出现在小腿外侧，继而蔓延至臀部、躯干、臂部及面颊，甚至波及全身，皮下脂肪硬化并水肿。皮肤呈暗紫红色或苍黄色，紧贴皮下组织，僵硬不易移动，水肿者按之可有凹陷。严重者可伴有：①微循环障碍；②急性肾衰竭；③弥散性血管内凝血；④肺出血；⑤电解质失衡等多系统功能损害的表现。硬肿症常并发于肺炎和败血症之后，严重时因弥散性血管内凝血导致肺出血，引起新生儿死亡。

加强孕期保健，定期产前检查，积极预防早产，避免情绪激动和劳累，保持心情愉悦，加强营养，增强体质，有条件者，可进行胎儿定时监护或远程监测，动态观察胎心、胎动，发现胎动减少或胎心异常，应及时就诊，避免胎儿宫内缺氧、窒息、早产等。

应在正规医院进行分娩，冬季出生的新生儿，应注意保暖，产房或室内温度应不低于 24℃。出生后，立即擦干羊水，用膨松、柔软暖和的棉被盖好。尽早进行母乳喂养，以补充热量。早产儿应入暖箱，精心护理。

新生儿因病就诊或转院时，途中应有保暖措施。但不宜过度捂盖，以免影响呼吸，造成缺氧。

加强新生儿期的护理工作，尤其是在出生后的 10 天内，如果发现新生儿反应低下，哭声低弱或不哭，皮肤出现硬肿，应及早就医，在医务人员的指导下，正确复温、合理供应热量、早期纠正脏器功能紊乱等。硬肿局部可用蛋黄油涂布，以利硬肿的消退。

中医对防治该病有一定疗效，可在医生指导下采用。

新生儿肺炎

王翠玲　教授

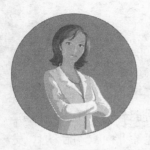

专家说病

　　新生儿肺炎是新生儿期感染性疾病中最常见的一种，早产儿尤为多见，病死率较高，临床表现多不典型，容易漏诊误诊。新生儿肺部感染可发生在产前、产时或产后，可由病毒、细菌、原虫或衣原体引起。

　　产前由于胎儿宫内窘迫、羊水吸入而引起，称宫内肺炎或先天性肺炎；早期破水、产程延长，或在分娩过程中吸入污染的羊水和产道分泌物，也可发生肺部感染，多为革兰氏阴性杆菌感染；出生后感染来自密切接触者，如产妇、陪侍人或病室内交叉感染等。病原微生物由上呼吸道侵入、下行感染，也可能由脐炎、肠炎、败血症等通过血液感染肺部，以上感染大多于生后 1～3 天发病。

　　新生儿肺炎一年四季均可发病，冬春季较高，夏季略少，一般没有典型症状和体征，体温可不升高；往往表现为全身状况差、精神萎靡、少哭、不哭、拒乳，烦躁不安、呛奶、咳吐、口吐泡沫，呼吸浅快，不规则，双吸气或呼吸暂停；刺激后啼哭或深吸气末在肺底部可听到捻发音；口唇周围及肢端青紫较显著，皮肤苍白发灰。严重者常伴持续性腹胀与肝脏肿大，黄疸加重，也可能出现痉挛、抽搐等神经症状，并发心力衰竭，严重感染者可致败血症，病死率较高。

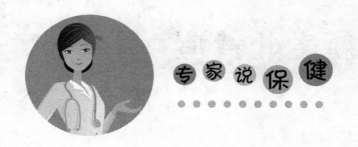

专家说保健

注意孕期保健，合理安排生活，预防感染，保持心情愉快，避免劳累。按时产前检查，发现各种并发症等高危因素时，应积极处理。出现宫内窘迫时，及时进行胎儿监护，必要时远程监护。孕后期避免出入公共场所，不宜接触病人，特别是上呼吸道感染者。

若发现早期破水，应及时住院治疗，以减少胎儿宫内感染、缺氧的发生，避免胎儿、新生儿感染。对于难产、胎膜早破、羊水吸入、宫内窒息、胎粪吸入、脐带脱垂以及产程延长、滞产等娩出的新生儿，应及时转住新生儿病房，严密观察，精心治疗。

如果发现新生儿有精神萎靡、少哭、不哭、拒乳，或烦躁不安、呛奶、咳吐、口吐泡沫等症状时，及早就医，以争取及时有效的处理时机。

产妇如患呼吸道感染，哺乳时必须戴口罩，严重者应暂时隔离；其他人员患感染性疾病时，更应避免与婴儿接近，必要时，需穿隔离衣、戴口罩。

新生儿刚刚脱离母体，对外界环境很不适应，加之机体组织、脏器功能尚不完善，精心照料、细心观察、科学喂养是很重要的。

新生儿黄疸

程 莉 副教授 郭述真 教授

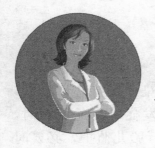

专家说病

　　新生儿出生后，由于生理性红细胞破坏过多、肝功能欠成熟等原因，可引起体内血液中胆红素的含量增加，出现黄疸现象。上述原因逐渐消除，黄疸也逐渐消退，一般情况下这是一个生理过程。

　　生理性黄疸，大都在出生后第 2～3 天出现，4～5 天达高峰，以后逐渐减轻，14 天内消退。黄疸先见于面、颈部，然后遍及躯干和四肢，巩膜也可有黄染。部分新生儿的口腔黏膜也可能轻度发黄，黄疸多为浅黄色。在此期间婴儿吃奶正常，大便黄色，尿色不深，睡眠、精神等均无异常改变。如出现下列情况，则应考虑病理性黄疸的可能：生后 24 小时内出现黄疸；足月儿皮肤发黄时间超过 2 周，早产儿皮肤发黄时间超过 3 周；皮肤或巩膜黄染较深，或呈黄绿色，或连同足底皮肤也明显黄染；一过性的皮肤黄染消退后，又重新出现皮肤黄染；出生早期虽无黄疸发生，但在之后的两三周黄疸出现；在皮肤黄染期间，婴儿伴有拒奶、少哭、多睡、呕吐、腹泻、两眼凝视、尖声哭叫以及抽搐等异常情况。病理性黄疸的出现，意味着婴儿患有某些较严重的疾病，如溶血病、败血症、胆汁淤积综合征以及多种代谢性疾病，应全面检查、分析，及早治疗。

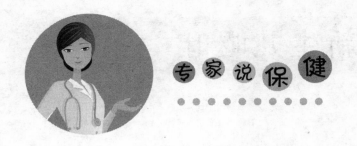

专家说保健

做好孕期保健，发现异常及时治疗，避免胎儿宫内缺氧、窒息、感染等情况的发生。

新生儿脱离母体独立生活，生命仍很脆弱，需要精心呵护。注意保暖（室温应恒定于 20～22℃），空气新鲜、流通，铺盖舒适，厚薄适宜，保持新生儿体温在 36～37℃，预防感染，保持脐部清洁干燥，局部潮红有分泌物时，必须及时治疗。

讲究卫生：婴儿皮肤稚嫩，抵抗感染能力差，要勤洗澡，保持清洁，特别注意皮肤皱褶处。内衣、尿布必须干净柔软、定期消毒，以免交叉感染。每次大便后用温开水清洗臀部，并涂以植物油，以防"臀红"。

新生儿生理性黄疸，一般不需特殊治疗，只要精心护理，保障母乳喂养，增强婴儿的抗病能力，或适当喂些葡萄糖水，黄疸大都能按期消退，不必为之紧张、焦虑和不安。

可疑病理性黄疸，应及时送孩子去医院诊治。否则，将有可能继发胆红素脑病而危及生命，或导致严重的后遗症。目前，多采用光照疗法或换血疗法来治疗病理性黄疸。

新生儿呕吐

吴素慧　教授

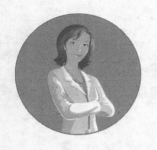

专家说病

新生儿呕吐，是新生儿期常见的症状，主因新生儿生理、解剖特征，喂养不当，消化道功能紊乱或消化道梗阻所致。

新生儿尤其早产儿，由于消化道生理、解剖特点，食道下端括约肌及胃壁肌肉发育不成熟，胃容量小，胃排空时间延迟，消化道自主神经调节机制不完善，消化道对乳汁的刺激和消化酶的反应均相对迟钝，容易发生呕吐。通常情况下，正常新生儿一天呕吐 1～2 次不属病理现象，但若呕吐频繁或呕吐物带胆汁、血液或粪便，则应视为新生儿疾病，进一步寻找病因、积极治疗。

新生儿呕吐还见于喂养不当，喂奶过多或不足，未按需哺乳，喂奶姿势不正确；分娩时通过产道，将阴道分泌物、羊水等咽下，常为新生儿早期呕吐的原因；胃、食道反流，贲门、幽门痉挛，胃扭转，感染，食道闭锁，肠梗阻，先天性肛门闭锁等，均可致新生儿呕吐。

一般通过详细询问病史、仔细体格检查和 X 射线腹部平片及消化道造影，均可找到新生儿呕吐的原因，关键是要从众多呕吐原因中找出危及生命、需要处理的外科问题，如肠梗阻，先天性食道、肛门闭锁等。

新生儿喂养要恰当，提倡母乳喂养、按需哺乳，采取正确的喂奶姿势，将乳头连同乳晕，一同送至婴儿口中吸吮，轻轻下压乳房上侧乳晕及乳房交界处，以免堵住婴儿鼻孔影响呼吸。喂乳后将婴儿顺抱拍背，打咯后再放在床上。不得不采取人工喂养时，应选用适合喂养新生儿的奶粉、奶制品，特别注意奶具的消毒和卫生。

分娩后1～2天，呕吐出现在喂奶前，喂奶后加重，呕吐物为泡沫状黏液或有血丝，多是阴道分泌物、羊水咽下所致，一般发生在生后1～2天，将吞入液体吐净后呕吐即可停止，严重者可住儿童医院或新生儿科以1‰碳酸氢钠或生理盐水液洗胃，1～2次即可痊愈。

胃、食道逆流的呕吐，主要表现为溢乳，严重者为喷射状呕吐，大多数患儿经保守治疗，症状可缓解，如采用少量多次哺乳的方法，哺乳完后不宜立即将婴儿放于床上，避免呕吐。呕吐频繁者，可在医生指导下喂服促进胃肠道蠕动的药物，如西沙必利混悬剂等，于喂奶前15～20分钟喂服。

新生儿应采取右侧卧位，预防呕吐物吸入，造成吸入性肺炎甚至窒息等不良后果。